○ ● | 精神分析先锋译丛

思想剧场

The Paradoxes of Delusion

Wittgenstein, Schreber,
and the Schizophrenic Mind

Louis A. Sass

［美］路易斯·A.萨斯　著

陈劲骁　译

妄想的悖论

维特根斯坦、施瑞伯与精神分裂的心灵

上海人民出版社

致希拉
To Shira

目　录

总序：翻译之为精神分析家的任务

无意识只能通过语言的纽结来翻译。

——雅克·拉康

自弗洛伊德发现无意识以来，精神分析思想的传播及其文献的翻译在历史上就是紧密交织的。事实上，早在 20 世纪初弗洛伊德携其弟子荣格访美期间，或许是不满于布里尔（美国第一位精神分析家）对其文本的"背叛"——主要是因为布里尔的英语译本为了"讨好"美国读者而大量删减并篡改了弗洛伊德原文中涉及"无意识运作"（即凝缩与移置）的那些德语文字游戏——弗洛伊德就曾亲自将他在克拉克大学的讲座文稿《精神分析五讲》从德语译成了英语，从而正式宣告了精神分析话语作为"瘟疫"的到来。后来，经由拉康的进一步渲染和"杜撰"，这一文化性事件更是早已作为"精神分析的起源与发展"的构成性"神话"而深深铭刻在精神分析运动的历史之中。时至今日，这场精神分析的"瘟疫"无疑也在当代世界的"文明及其不满"上构成了我们精神生活中不可或缺的一部分，借用法国新锐社会学家爱娃·伊洛兹的概念来说，精神分析的话语在很大程度上已然塑造并结构了后现代社会乃至超现代主体的"情感叙事风格"。

　　然而，我们在这里也不应遗忘精神分析本身所不幸罹难的一个根本的"创伤性事件"，也就是随着欧陆精神分析共同体因其"犹太性"而在第二次世界大战期间遭到德国纳粹的迫害，大量德语精神分析书籍惨遭焚毁，大批犹太分析家纷纷流亡英美，就连此前毅然坚守故土的弗洛伊德本人也在纳粹占领奥地利前夕被迫离开了自己毕生工作和生活的维也纳，并在"玛丽公主"的外交斡旋下从巴黎辗转流亡至伦敦，仅仅度过了其余生的最后一年便客死他乡。伴随这场"精神分析大流散"的灾难，连同弗洛伊德作为其"创始人"的陨落，精神分析的话语也无奈丧失了它诞生于其中的"母语"，不得不转而主要以英语来流通。因此，在精神分析从德语向英语（乃至其他外语）的"转移"中，也就必然牵出了"翻译"的问题。在这个意义上，我们甚至可以说，精神分析话语的"逃亡"恰恰是通过其翻译才得以实现了其"幸存"。不过，在从"快乐"的德语转向"现实"的英语的翻译转换中——前者是精神分析遵循其"快乐原则"的"原初过程"的语言，而后者则是遵循其"现实原则"的"次级过程"的语言——弗洛伊德的德语也不可避免地变成了精神分析遭到驱逐的"失乐园"，而英语则在分析家们不得不"适应现实"的异化中成为精神分析的"官方语言"，以至于我们现在参照的基本是弗洛伊德全集的英语《标准版》，而弗洛伊德的德语原文则几乎变成了那个遭到压抑而难以触及的"创伤性原物"，作为弗洛伊德的幽灵和实在界的残余而不断坚持返回精神分析文本的"翻译"之中。

　　由于精神分析瘟疫的传播是通过"翻译"来实现的，这必然会牵出翻译本身所固有的"忠实"或"背叛"的伦理性问题，由此便产生了"正统"和"异端"的结构性分裂。与之相应的结果也导致精神分析在英美世界中的发展转向了更多强调"母亲"的角色（抱持和涵容）而非"父亲"的作用（禁止和阉割），更多强调"自我"

的功能而非"无意识"的机制。纵观精神分析的历史演变，在弗洛伊德逝世之后，无论是英国的"经验主义"传统还是美国的"实用主义"哲学，都使精神分析丧失了弗洛伊德德语原典中浓厚的"浪漫主义"色彩：大致来说，英国客体关系学派把精神分析变成了一种体验再养育的"个人成长"，而美国自我心理学派则使之沦为一种情绪再教育的"社会控制"。正是在这样的历史大背景下，以拉康为代表的法国精神分析思潮可谓是一个异军突起的例外。就此而言，拉康的"回到弗洛伊德"远非只是一句挂羊头卖狗肉的口号，而实际上是基于德语原文（由于缺乏可靠的法语译本）而对弗洛伊德思想的系统性重读和创造性重译。举例来说，拉康将弗洛伊德的箴言"Wo Es war, soll Ich werden"（它之曾在，吾必往之）译作"它所在之处，我必须在那里生成"而非传统上理解的"本我在哪里，自我就应该在哪里"或"自我应该驱逐本我"。在弗洛伊德的基本术语上，拉康将德语"Trieb"（驱力）译作"冲动"（pulsion）而非"本能"，从而使之摆脱了生物学的意涵；将"Verwerfung"（弃绝）译作"除权"（forclusion）而非简单的"拒绝"（rejet），从而将其确立为精神病的机制。另外，他还极具创造性地将"无意识"译作"大他者的话语"，将"凝缩"和"移置"译作"隐喻"和"换喻"，将"表象代表"译作"能指"，将"俄狄浦斯"译作"父性隐喻"，将"阉割"译作"父名"，将"创伤"译作"洞伤"，将"力比多"译作"享乐"……凡此种种，不胜枚举。拉康曾说："倘若没有翻译过弗洛伊德，便不能说真正读懂了弗洛伊德。"相较于英美流派主要将精神分析局限于心理治疗的狭窄范围而言，拉康派精神分析则无可非议地将弗洛伊德思想推向了社会思想文化领域的方方面面。据此，我们便可以说，正是通过拉康的重译，弗洛伊德思想的"生命之花"才最终在其法语的"父版倒错"（père-version）中得到了最繁盛的绽放。

　　回到精神分析本身来说，我甚至想要在此提出，翻译在很大程度上构成了精神分析理论与实践的"一般方法论"：首先，就其理论而言，弗洛伊德早在 1896 年写给弗利斯的名篇《第 52 封信》中就已经谈到了"翻译"作为从"无意识过程"过渡至"前意识－意识过程"的系统转换，这一论点也在其 1900 年的《释梦》第 7 章的"心理地形学模型"里得到了更进一步的阐发，而在其 1915 年《论无意识》的元心理学文章中，"翻译"的概念更是成为从视觉性的"物表象"（Sachvorstellung）过渡至听觉性的"词表象"（Wortvorstellung）的转化模型，因而我们可以说，"精神装置"就是将冲动层面上的"能量"转化为语言层面上的"意义"的一部"翻译机器"；其次，就其实践而言，精神分析临床赖以工作的"转移"现象也包含了从一个场域移至另一场域的"翻译"维度——这里值得注意的是，弗洛伊德使用的"Übertragung"一词在德语中兼有"转移"和"翻译"的双重意味——而精神分析家所操作的"解释"便涉及对此种转移的"翻译"。从拉康的视角来看，分析性的"解释"无非就是通过语言的纽结而对无意识的"翻译"。因而，在精神分析的语境下，"翻译"几乎就是"解释"的同义词，两者在很大程度上共同构成了精神分析家必须承担起来的责任和义务。

　　说翻译是精神分析家的"任务"，这无疑也是在回应瓦尔特·本雅明写于 100 年前的《译者的任务》一文。在这篇充满弥赛亚式论调的著名"译论"中，本雅明指出，"译者的任务便是要在译作的语言中创造出原作的回声"，借由不同语言之间的转换来"催熟纯粹语言的种子"。在本雅明看来，每一门"自然语言"皆在其自身中携带着超越"经验语言"之外的"纯粹语言"，更确切地说，这种纯粹语言是在"巴别塔之前"的语言，即大他者所言说的语言，而在"巴别塔之后"——套用美国翻译理论家乔治·斯坦纳的名著标题来说——翻译的行动便在于努力完成对于永恒失落的纯粹语言的"哀悼工作"，从而使译作成为原作的"转世再生"。如此一来，悲剧的译者才能在保罗·利柯所谓的"语言的好客性"中寻得幸福。与译者的任务相似，分析家的任务也是要在分析者的话语文本中听出纯粹能指的异声，借由解释的刀口来切出那个击中实在界的"不可译之脐"，拉康将此种旨在聆听无意识回响和共鸣的努力称作精神分析家的"诗性努力"，对分析家而言，这种诗性努力就在于将语言强行逼成"大他者的位点"，对译者而言，则是迫使语言的大他者成为"译（异）者的庇护所"。

继本雅明之后，法国翻译理论家安托瓦纳·贝尔曼在其《翻译宣言》中更是大声疾呼一门"翻译的精神分析学"。他在翻译的伦理学上定位了"译者的欲望"，正是此种欲望的伦理构成了译者的行动本身。我们不难看出，"译者的欲望"这一措辞明显也是在影射拉康在精神分析的伦理学上所谓的"分析家的欲望"，即旨在获得"绝对差异"的欲望。与本雅明一样，在贝尔曼看来，翻译的伦理学目标并非旨在传递信息或言语复述："翻译在本质上是开放、是对话、是杂交、是对中心的偏移"，而那些没有将语言本身的"异质性"翻译出来的译作都是劣质的翻译。因此，如果搬出"翻译即背叛"（traduttore-traditore）的老生常谈，那么与其说译者在伦理上总是会陷入"忠实"或"背叛"的两难困境，不如说总是会有一股"翻译冲动"将译者驱向以激进的方式把"母语"变得去自然化，用贝尔曼的话说，"对母语的憎恨是翻译冲动的推进器"，所谓"他山之石，可以攻玉"便是作为主体的译者通过转向作为他者的语言而对其母语的复仇！贝尔曼写道："在心理层面上，译者具有两面性。他需要从两方面着力：强迫自我的语言吞下'异'，并逼迫另一门语言闯入他的母语。"在翻译中，一方面，译者必须考虑到如何将原文语言中的"他异性"纳入译文；另一方面，译者必须考虑到如何让原文语言中受到遮蔽而无法道说的"另一面"在其译文中开显出来，此即贝尔曼所谓的"异者的考验"（l'épreuve de l'étranger）。

就我个人作为"异者"的考验来说，翻译无疑是我为了将精神分析的"训练"与"传递"之间的悖论扭结起来而勉力为之的"症状"，在我自己通过翻译的行动而承担起"跨拉康派精神分析者（家）"（psychanalystant translacanien）的命名上，说它是我的"圣状"也毫不为过。作为症状，翻译精神分析的话语无异于一种"译症"，它承载着"不满足于"国内现有精神分析文本的癔症式欲望，而在传播精神分析的瘟疫上，我也希望此种"译症"可以演变为一场持续发作的"集体译症"，如此才有了与拜德雅图书工作室合作出版这套"精神分析先锋译丛"的想法。

回到精神分析在中国发展的历史来说，20世纪八九十年代的"弗洛伊德热"便得益于我国老一辈学者自改革开放以来对弗洛伊德著作的大规模翻译，而英美精神分析各流派在21世纪头二十年于国内心理咨询界的盛行也是因为相关著作伴随着各种系统培训的成批量引进，但遗憾的是，也许是碍于版权的限制和文本的难度，国内当下的"拉康热"却明显绕开了拉康原作的翻译问题，反而是导读类的"二手拉康"更受读者青睐，故而我们的选书也只好更多偏向于拉康派精神分析领域较为基础和前沿的著作。对我们来说，拉康的原文就如同他笔下的那封"失窃的信"一样，仍然处在一种"悬而未决／有待领取／陷入痛苦"（en souffrance）的状态，但既然"一封信总是会抵达其目的地"，我们就仍然可以对拉康精神分析在中国的"未来"抱以无限的期待，而这可能将是几代精神分析译者共同努力完成的任务。众所周知，弗洛伊德曾将"统治""教育""分析"并称为三种"不可能的职业"，而"翻译"则无疑也是命名此种"不可能性"的第四种职业，尤其是在精神分析的意义上对不可能言说的实在界"享乐"的翻译（从"jouissance"到"joui-sens"再到"j'ouis sens"），根据拉康的三界概念，我们可以说，译者的任务便在于经由象征界的语言而从想象界的"无能"迈向实在界的"不可能"。拉康曾说，解释的目的在于"掀起波澜"（faire des vagues），与之相应，我们也可以说，翻译的目的如果不在于"兴风作浪"的话，至少也在于"推波助澜"，希望这套丛书的出版可以为推动精神分析在中国的发展掀起一些波澜。

当然，翻译作为一项"任务"必然会涉及某种"失败"的维度，正如本雅明所使用的德语"die Aufgabe"一词除了"任务"之意，也隐含着一层"失败"和"认输"的意味，毕竟，诚如贝尔曼所言："翻译的形而上学目标便在于升华翻译冲动的失败，而其伦理学目标则在于超越此种失败的升华。"就此而言，译者必须接受至少两种语言的阉割，才能投身于这场"输者为赢"的游戏。这也意味着译者必须在翻译中承担起"负一"（moins-un）的运作，在译文对原文的回溯性重构中引入"缺失"的维度，而这是通过插入注脚和括号来实现的，因而译文在某种意义上也是对原文的"增补"。每当译者在一些不可译的脐点上磕绊之时，译文便会呈现出原文中所隐藏的某种"真理"。因此，翻译并不只是对精神分析话语的简单搬运，而是精神分析话语本身的生成性实践，它是译者在不同语言的异质性之间实现的"转域化"操作。据此，我们便可以说，每一次翻译在某种程度上都是译者的化身，而译者在这里也是能指的载体，在其最严格的意义上，在其最激情的版本中，精神分析的"文字"（lettre）就是由译者的身体来承载的，它是译者随身携带的"书信"（lettre），因此希望译文中在所难免的"错漏"和"误译"（译者无意识的显现）可以得到广大读者朋友的包容和指正。

延续这个思路，翻译就是在阉割的剧情内来复现母语与父法之间复杂性的操作。真正的翻译都是以其"缺失"的维度而朝向"重译"开放的，它从一开始就服从于语言的不充分性，因而允许重新修订和二次加工便是承担起阉割的翻译。从这个意义上说，翻译总是复多性和复调性的，而非单一性和单义性的，因为"不存在大他者的大他者"且"不存在元语言"，因而也不存在任何"单义性"（意义对意义）的标准化翻译。标准化翻译恰恰取消了语言中固有的歧义性维度，如果精神分析话语只存在一种翻译的版本，那么它就变成了"主人话语"。作为主人话语的当代倒错性变体，"资本主义话语"无疑以其商品化的市场版本为我们时代症状的"绝对意义"提供了一种"推向同质化"的现成翻译：反对大他者的阉割，废除实在界的不可能，无限加速循环的迷瘾，不惜一切代价的享乐。诚如《翻译颂》的作者和《不可译词典》的编者法国哲学家芭芭拉·卡辛所言："翻译之于语言，正如政治之于人类。"因此，在无意识的政治中，如果我们可以说翻译是一种"知道如何处理差异"（savoir-y-faire avec les différences）的"圣状"，那么资本主义的全球化则导致了抹除语言差异的扁平化，它是"对翻译的排除，这与维持差异并沟通差异的姿态截然相反"。因而，在文明及其不满上，如果说弗洛伊德的遗产曾通过翻译而从法西斯主义的磨难中被拯救出来，那么今日精神分析译者的任务便是要让精神分析话语从晚期资本主义对无意识的驱逐中幸存下来！

最后，让我们再引用一句海德格尔的话来作结："正是经由翻译，思想的工作才会被转换至另一种语言的精神之中，从而经历一种不可避免的转化。但这种转化也可能是丰饶多产的，因为它会使问题的基本立场得以在新的光亮下显现出来。"谨在此由衷希望这套译丛的出版可以为阐明"精神分析问题的基本立场"带来些许新的光亮。

李新雨

2024 年夏于南京百家湖畔

推荐序：探寻心智的深渊

张　涛

随着时间的推移，精神疾病研究的前沿不断拓展，向我们揭示了人类心智的复杂性与深刻性。其中，精神分裂症作为一种引发广泛讨论的心理障碍，引起了众多哲学家、医学专家和研究者的深入探讨。在这个领域中，本书无疑是一本独具价值和深刻见解的作品。

从一开始，我们被引导进了精神分裂症患者的内心世界，一个充满迷惘、矛盾和深刻哲学问题的领域。本书将我们带入那些感受到自我、上帝、世界之间模糊界限的人的视角，揭示了他们内心所经历的奇特和深刻的体验。这些体验超越了常人所理解的现实，同时为精神疾病的研究提供了独特的透视。

本书不仅是一个深刻的哲学研究，更是对心灵、认识论和自我等复杂主题的独特探索。萨斯的作品引导读者穿越哲学的深渊，深入探讨精神分裂心灵的奥秘，并将我们引向维特根斯坦和施瑞伯的思想世界，最终触及认识论，以此来考察权力和性别。

一次独特的探索。本书的独特之处在于它深入探讨了精神分裂症患者施瑞伯的思维和哲学，同时将之与维特根斯坦的哲学相互联系，构成了一种具有多种层次的对话。本书的核心是对施瑞伯的思维进行哲学解读，将他的独特体验与哲学思考相结合。萨斯以出色的分析和文学功底，以及对维特根斯坦哲学的深刻理解，为读者呈现了一个富有启发性的故事。

精神分裂与哲学。精神分裂症是一个复杂的主题，它使个体认知和自我体验受到严重干扰。萨斯的书揭示了施瑞伯是如何以一种独特而深刻的方式思考自我、性别和认知的，尤其是他的"唯我论"。这种"唯我论"的概念是施瑞伯对自我的主观经验的深刻思考，以及他如何将自己置于一个看似不可思议的哲学和认知架构中的产物。本书引导我们思考精神分裂如何改变了个体的哲学观点，以及在这一混乱中，我们是否能够找到一些新的哲学洞见。

维特根斯坦的精神世界。与施瑞伯的精神世界相对照的是维特根斯坦的哲学，他是 20 世纪最有影响力的哲学家之一。萨斯深入探讨了维特根斯坦的思想，特别是他的"唯我论"和对语言哲学的贡献。维特根斯坦的思想贯穿全书，使我们深入思考哲学如何可以与精神分裂的思维产生联系。透过质询主观、客观，自我的虚无或充盈，维特根斯坦找到了唯我论这个抓手。由此出发，作者开启了维特根斯坦与施瑞伯之间的对话，呈现出哲学思考的复杂性，以及精神分裂如何推进思考的深度。分裂在此彰显，精神分裂症对现实的主观化和失去自我中心同返回一种客观化的立场构成了一种张力，这种张力是维特根斯坦的唯我论所固有的。同时，在这一展现张力的论述进程中，康德、黑格尔的思想都得到了拷问。

性别与认知。本书还探讨了性别认同与精神分裂之间的关系。施瑞伯在他的日记和作品中表达了他对性别的探索，以及自我认知的困境。这种独特的性别观点不仅丰富了对精神分裂症的理解，也引发了我们对性别认同和自我认知的反思。通过施瑞伯的经验，我们被引导思考性别如何与权力、世界和心灵联系在一起。

认识论的颠转。作者在本书中收集了丰富的文学与精神病个案的精神分析性材料，尤其是在最后一章，借此，他试图向我们展现一种全然不同的性别、自我、身体、世界和认识论的关系。随后，在这个展现的基础上，作者超越了维特根斯坦的唯我论，得出了一种"萨氏"（SARS）唯我论，从新的认识论角度发现了这些精神分裂现象悖论背后的连贯性。

在本书中，我们会看到一次充满深度和复杂性的哲学对话，它横跨维特根斯坦的哲学遗产和施瑞伯的独特体验。这种哲学对话不仅引导我们思考哲学的核心问题，还鼓励我们重新审视我们自己的认知和性别认同。

作者以他深入的分析和文学技巧，将这个哲学探讨展现得淋漓尽致，不仅吸引了哲学家，还吸引了任何对复杂思考和哲学问题感兴趣的读者。因此，本书将启发大家思考更深层次的问题，无论是学者、医学专家、哲学家，还是对人类心灵感兴趣的普通读者，在阅读本书时，都将经历一场独特的哲学探险。它激发读者的思考，挑战读者的现成观点，并为读者呈现一个充满哲学洞见的世界。欢迎读者跟随作者一起踏上这段探索之旅，一窥精神分裂症患者的内心深处，同时挑战对心智、现实和宇宙的认知。

最后，需要强调的是，本书译者陈劲骁在巴黎西岱大学师从马瑞克·沃尔夫－费迪达（Mareike Wolf-Fédida）教授，完成了精神分析和现象学的博士论文，回国后仍然孜孜不倦地坚持研究。他的法语熟练、译文流畅，在本书翻译层面上做到了信达雅，实在难能可贵。

前　言

> 你一定总是对精神疾病感到困惑。如果我患上了精神疾病，我最害怕的就是你采取常识性的态度；你可以理所当然地认为我产生了妄想。
>
> ——路德维希·维特根斯坦，引自《维特根斯坦回忆录》

这是一本关于哲学和疯狂的论著，关于疯狂类似于一种哲学，关于哲学是一种疯狂。本书主要涉及两个人物：丹尼尔·保罗·施瑞伯，萨克森州的一名法学家，他在中年时出现精神错乱，并从1884年开始在精神病院度过了13年，直到1911年去世；路德维希·维特根斯坦，这位来自维也纳和剑桥的哲学家是20世纪思想发展的核心人物。这样的组合可能看起来很奇特，甚至很古怪，却绝不是一个任意的搭配。

施瑞伯被普遍认为是精神病学史上一个最著名的疯子，而且是《一名神经疾病患者的回忆录》一书的作者。这是一本详细、清晰又奇特的书，西格蒙德·弗洛伊德、尤根·布鲁勒、卡尔·雅斯贝尔斯和其他20世纪初的精神病学家都阅读过这本书，并将其用作偏执狂，尤其是精神分裂症的关键例证。通过这本自传式回忆录，施瑞伯的案例对现代精神病学中精神病的形象和概念产生了巨大的影响。阅读他的叙述，就是在考察我们这个时代疯狂的范式案例。

维特根斯坦（1889—1951）被普遍认为是20世纪最伟大的哲学家，但更重要的是，他也是一位反哲学者，是对易于产生幻觉和矛盾的哲学心灵最敏锐的诊断家和最深刻的批评者。他写道："哲学家必须先治愈自身的诸多知识疾病，才能得出对人类的全面认识的概念。"在维特根斯坦看来，这种治疗只能通过改变思维方式和生活方式来实现（RFM，157，57）。正如我们将要看到的那样，维特根斯坦的刻画几乎可以从字面上理解：他在后期作品中呈现出的理解的病态，与哲学家在对抽象与疏离——脱离身体、世界和群体——的偏好中呈现出的病态，以及施瑞伯和其他患有精神分裂症或相关疾病的精神病患者表现出的症状有很多共同点。事实上，维特根斯坦对哲学的批判性反思可以让我们深入了解精神错乱的一些关键谜团，尤其是妄想的本质，而妄想或许又是所有精神症状中最重要、最广为人知，但也是最不为人知的症状。

至少在美国，20世纪精神病学和临床心理学的一个巨大弱点是，倾向于忽视对异常心理现象的仔细描述和分析，而过于迅速和排外地关注病因学或因果论。在实践中，这意味着精神病理学体征和症状的细微差别和复杂性往往遭到忽视：我们常常依赖于一种误导性的"常识"的自满和假设，而将独特形式的行动和经验罢黜为规范的一种低级版本。因此，通常被认为是精神错乱之标志的妄想，就只不过是一个缺乏理性的头脑中的错误信念而已。但正如某些更有洞察力的专家长期以来所认识到的那样，至少在精神分裂症中，妄想远比这种传统的概念化所暗示的要复杂得多。事实上，人们越仔细地观察它们，就越会觉得它们陌生，而且似乎越难以对其进行定义。

维特根斯坦的反思有一个好处，就是唤起我们对这种现象的困惑，甚至怀疑，然后再超越这种困惑，进入另一个理解层面，帮助我们在不忽视其微妙或悖论之处的情况下理解妄想世界。

几年前，我就对写作这本书有了最初的想法，但我当时认为它只是我的一个更大项目的一部分，或许只是其中的一个章节（最近发表的《疯狂与现代主义：现代艺术、文学和思想中的精神错乱》）。然而，当我进一步深入研究维特根斯坦和施瑞伯时，二者之间的联系开始以惊人的速度激增。维特根斯坦思想中越来越多的元素变得相关，施瑞伯经验的更多方面开始变得有意义；此外，这些亲缘关系的存在，以及二者对存在主义的共同关注，似乎都为我潜在的写作动机提供了新的线索，而这些动机可能会为我们对作为一个哲学家的维特根斯坦的不同关注提供一种统一和连贯的思考（后者是我希望在以后出版的作品中更深入探讨的问题）。考虑到施瑞伯回忆录的典范地位和妄想问题的精神病学意义，以及维特根斯坦作为现代思想典范和评论家的核心重要性，似乎有必要进行更广泛的考察；但最终我放弃了，而让这些思考融入了这本书。

这些思考是在我作为高等研究院成员度过的一年中萌生的。这一年我非常愉快，工作也卓有成效。在那里，我得到了国家人文基金会的奖学金支持。我非常感谢研究所和捐赠基金会鼓励和支持我对这些主题的早期探索。最近，我荣获罗格斯大学授予的亨利·罗格斯研究奖学金。

一些人对这部作品的早期版本或部分内容发表了有益的评论，包括乔治·阿特伍德（George Atwood）、帕特里夏·达西（Patricia Dacey）、桑德·吉尔曼（Sander Gilman）、拉尔斯·海姆（Lars Hem）、查尔斯·帕利瑟（Charles Palliser）、西比·特韦（Sybe Terwee）、弗雷德·沃茨（Fred Wertz），以及莱顿大学的几名理论心理学学生，我要感谢他们所有人。我还要感谢米歇尔·奈曼（Michèle

Nayman）和凯伦·汉森（Karen Hanson）仔细、深刻、富有同情心和帮助的阅读。我的朋友詹姆斯·沃卡普（James Walkup）慷慨地发表了许多富有洞察力的评论。我也要感谢康奈尔大学出版社约翰·阿克曼（John Ackerman）的鼓励、耐心和普遍的善意，以及一些有洞察力的编辑建议，这些建议改进了最终版本。

我要向两个人致以最深切的谢意。感谢希拉·奈曼（Shira Nayman）——感谢她帮助我思考我的论点，感谢她发表的有助于澄清和活跃文本的编辑评论，最重要的是，感谢她不止一次地激励我走出沮丧的泥沼。还有我的父亲（他以前是一名哲学学生）——他教导了我要敢于质疑，更普遍地说，激发了我有时认为是维特根斯坦式的心态（尽管他永远不会这么说）。

引言和第 1 章的部分早期版本发表于《力登：季度评论》（*Raritan: A Quarterly Review*）第9卷，第4期，1990年春。版权信息如下：Copyright © 1990 by *Raritan*, 31 Mine Street, New Brunswick, New Jersey, 08903。

路易斯·A. 萨斯
于纽约

著作名缩写

下面呈现了本书夹注中所引用的施瑞伯和维特根斯坦的著作。

施瑞伯

M = 丹尼尔·保罗·施瑞伯，《一名神经疾病患者的回忆录》英译本（Daniel Paul Schreber, *Memoirs of My Nervous Illness*, trans. Ida Macalpine and Richard Hunter [Cambridge: Harvard University Press, 1988; previously published in English by Wm. Dawson, London, 1955; first published in German in 1903]）。除了回忆录，该书还包括精神病学的介绍和施瑞伯判决程序的法律文件。本书引用的是英文版的页码。

M, orig = 《一名神经疾病患者的回忆录》德文原版（Schreber, *Denkürdigkeiten eines Nervenkranken* [Frankfurt: Ullstein, 1973]）。德文原版的页码参照的是1973年再版版本中括号内的原始页码。

维特根斯坦

BBB = 《蓝皮书与褐皮书》（*The Blue and Brown Books* [Oxford: Basil Blackwell, 1958]）。

CV = 《文化与价值》（*Culture and Value,* trans. Peter Winch, ed. G. H. von Wright [Chicago: University of Chicago Press, 1980]）。

L = 《维特根斯坦讲座 1930—1933》（ "Wittgenstein's Lectures in 1930-33," notes recorded and paraphrased by G. E. Moore, *Mind* 64 [1955], 1-27）。

NB = 《笔记 1914—1916》（第 2 版）（*Notebooks 1914-1916,* 2d ed., trans. G. E. M. Anscombe, ed. G. H. von Wright and G. E. M. Anscombe [Chicago: University of Chicago Press, 1979]）。

NFL = 《维特根斯坦关于"私人经验"和"感知数据"的讲座笔记》（"Wittgenstein's Notes for Lectures on 'Private Experience' and 'Sense Data'," ed. Rush Rhees, *Philosophical Review* 77 [1968], 271-320）。

OC = 《论确定性》（*On Certainty,* trans. G. E. M. Anscombe and G. H. von Wright [New York: Harper and Row, 1969]）。

PI = 《哲学研究》（*Philosophical Investigations,* trans. G. E. M. Anscombe [Oxford: Basil Blackwell, 1953]）。在《哲学研究》中，我遵循引用段落编号的惯例（第 1 部分以 § 开头，第 2 部分以页码开头）。

RFM = 《对数学基础的评论》（*Remarks on the Foundations of Mathematics,* trans. G. E. M. Anscombe, ed. G. H. von Wright, Rush Rhees, and G. E. M. Anscombe [Oxford: Basil Blackwell, 1956]）。

RPP Ⅱ = 《对心理学哲学的评论》（第 2 卷）（*Remarks on the Philosophy of Psychology,* Vol. 2 [Oxford: Oxford University Press, 1980]）。

TLP = 《逻辑哲学论》（*Tractatus Logico-Philosophicus,* trans. D. F. Pears and B. F. McGuinness [London: Routledge and Kegan Paul, 1961]）。本书按章节编号引用。

Z = 《笔记》（*Zettel,* trans. G. E. M. Anscombe, ed. G. E. M. Anscombe and G. H. von Wright [Berkeley: University of California Press, 1970]）。

如果说在生命中我们被死亡包围着，那么在智力健康的状况下，我们也被疯狂包围着。

——路德维希·维特根斯坦，《文化与价值》

自我主义（唯我论）在理论上永远不会被驳斥，但在哲学上，它只能作为一种怀疑论诡辩被提出来，即一种假象。另一方面，作为一种严肃的信念，它只能在精神病院中被找到。因此，我们需要的是一种治疗，而不是对其的驳斥。

——亚瑟·叔本华，《作为意志和表象的世界》

引　言

　　精神错乱通常被认为是一个感知到不存在的事物并相信不真实的事物的问题。正如卡尔·雅斯贝尔斯（他在成为哲学家之前是一名颇有影响力的精神病学家）所说，"自古以来，妄想就被视为疯狂的基本特征，疯狂就是指产生了妄想"[1]。这一观点流行于当代精神病学、临床心理学和精神分析中。在这些领域里，"现实检验"的紊乱或失败被认为是诊断精神病的决定性标准。[2] 由于这一标准在精神病学诊断和理论中的关键作用，这种典型的疯狂迹象——通常被称为"糟糕的现实检验"——几乎没有受到太多批评。在我看来，精神病学的这一基本原理要么是一种无可救药的误导，要么是完全

1　Karl Jaspers, *General Psychopathology*, trans. J. Hoenig and Marian Hamilton (Chicago: University of Chicago Press, 1963), p. 93.

2　关于描述性精神病学方法，例见 American Psychiatric Association, *Diagnostic and Statistical Manual of Mental Disorders*, 3d ed., revised (Washington, D.C.: American Psychiatric Association, 1987)，简称 DSM- Ⅲ -R。"精神病"一词被定义为"对现实检验和创造新现实的严重损害"。在这种情况下，一个人"错误地评估了他或她的感知和想法的准确性，并对外部现实做出错误推断，即使面对相反的证据"（第 404 页）。"幻觉"被定义为"在没有相关器官外部刺激的情况下的感官感知 [并具有] 真实感知的直接现实感"（第 398 页）。"妄想"被（简单）定义为"基于对外部现实的错误推断的虚假个人信念"（第 395 页），是定义疯狂（精神病）的关键症状。因为正如 DSM- Ⅲ -R 所解释的，"幻觉只有在与现实检验中的严重损害相关时才表明精神病性障碍"，也就是说，精神病性障碍出现在"幻觉 [引起] 妄想，认为感知是真实的"（第 395 页）之时。DSM- Ⅲ -R 对"妄想"的更全面定义，参见第 1 章的开头。

　　关于精神分析方法，参见约翰·弗罗什的重要文章《精神病特征》（John Frosch, "The Psychotic Character," *Psychiatric Quarterly* 38 [1975], 81-96）。奥托·科恩伯格是当代有影响力的精神分析学家，他认为现实检验能力的存在与否构成了精神病性和非精神病性（例如，边缘性）状态之间相当明显的边界标志："在任何一个领域缺乏现实检验能力都表明，在精神病性功能中……现实检验能力的存在与否没有连续性，也没有逐渐转变。"（Otto Kernberg, *Borderline Conditions and Pathological Narcissism* [New York: Aronson, 1975], p. 182）

错误的，至少在应用于患有最严重和典型的精神错乱——精神分裂症——的患者身上时便是如此。

精神分析学家保罗·费登（Paul Federn）在 1949 年提出了一个经典的传统观点：

> 精神正常的基础是能够正确和自动识别世界上的主观精神个体体验与对世界实际存在状态的认识之间的差别。精神正常意味着自身与世界打交道，并且能够清楚地区分二者。因此，很明显，在精神分裂中，自我生病了。[3]

根据标准化的解释，精神病患者是那些未能充分区分现实和想象的人，因为他们将想象的领域看作一种现实。例如，在电影《飞越玫瑰园》（*I Never Promised You a Rose Garden*）中，患有精神分裂症的主人公反复看到尼安德特的男男女女蹲在医院的病房里。尽管他们实际上并不存在，但对电影中的这名患者来说，这些幻觉中的尼安德特人似乎是真实存在的，也是令人恐惧的。

这种精神错乱的内心世界的概念不仅在精神病学和心理学领域被普遍接受，也被普罗大众广泛接受。有人认为，尽管患者世界的内容是紊乱的（他们的信念和感知是不切实际或不合逻辑的），但这些世界的形式（整体的"构造"或"感觉"，即他们相信自己信念的方式）是基本正常的。也就是说，这些患者相信他们的妄想内容，或者至少试图相信这些内容，并具有与正常人归因现实世界和共识世界相同的客观现实感。"妄想和幻觉在客观上对他们来说是无懈可击的真理和充分的行动动机"（M，282），索南斯坦收容所（Sonnenstein

---

3 Paul Federn, *Ego Psychology and the Psychoses* (London: Maresfield Reprints, 1977), p. 229. 最近两篇质疑妄想标准观点的文章是 G. E. Berrios, "Delusions as 'Wrong Beliefs': A Conceptual History," *British Journal of Psychiatry*, 159, suppl. 14(1991), 6-13; 以及 M. Spitzer, "On Defining Delusions," *Comprehensive Psychiatry*, 31 (1990), 377-97。

asylum）的负责人在 1990 年的一份法律简报中如是写道。这份简报试图为丹尼尔·保罗·施瑞伯作非自愿监禁辩护。施瑞伯是一名偏执性精神分裂症患者，其奇异经历正是本书将要讨论的重点。

　　现今已成为一种正统概念的精神错乱的起源可以追溯到 17 世纪中期。彼时，启蒙运动的理性主义开始取代文艺复兴时期的宗教世界观。在文艺复兴时期，疯子（或愚人，因为两者密不可分）的形象引发了深刻的矛盾心理：疯子是被人嘲笑的对象，但也是令人着迷和让人尊重的对象。人们一方面认为他们是无辜的或邪恶的工具，另一方面又认为他们能知晓比正常人更深刻的真理。事实上，聪明的愚人的存在本身就暗示了它的反面："智慧"的愚蠢和所有传统智慧的愚蠢；因此，疯子既能对人类社会的愚蠢行为进行讽刺性洞察，又能对人性进行悲剧性洞察。例如，在伊拉斯谟的《愚人颂》或《李尔王》中，疯狂作为一种智慧被赋予李尔王。[4] 米歇尔·福柯认为，随着启蒙理性主义的兴起，这种对传统理性的批判观点被抹去了。在福柯所说的"古典时代"，即理性时代，精神错乱开始被视为一种纯粹的非理性，一种误解和未能准确推理和感知的简单条件。当疯狂被看作一种类睡眠，缺乏"妄想意识的意识"，即缺乏对妄想的虚幻本质的觉知时，疯狂就被禁声了，它有关智慧的主张就被摒弃了。[5] 当代糟糕的现实检验公式是对这种观点的否定，认为疯狂和

3

4　参见 Walter Kaiser, "Wisdom of the Fool," in *Dictionary of the History of Ideas*, vol. 4 (New York: Scribner's, 1973), pp. 515-20。

5　参见 Michel Foucault, *Madness and Civilization: A History of Insanity in the Age of Reason*, trans. Richard Howard (New York: New American Library, 1967)。福柯引用了 18 世纪的《百科全书》（1750—1780）："在我看来，带着信心和坚定的信念，离开理性，这就是所谓的疯狂。"（第91 页）笛卡尔也有类似的观点，因为他认为疯狂和做梦一样，是错误的诸多形式之一。福柯这样描述启蒙运动的观点："那些谵妄者必须从这种半睡眠状态中挣脱出来，从他们清醒的梦和梦里的形象中被唤醒，进入真正的觉醒状态。在这种状态下，梦在感知的形象面前消失了。"这种从疯狂中觉醒的现象发生在"对梦的意识中，在被欺骗的意识中"，因为这正是疯子所缺乏的自我反射条件（第 151-152 页）。也可参见 Roy Porter, *Mind Forg'd Manacles: A History of Madness in England from the Restoration to the Regency* (Cambridge: Harvard University Press, 1987), pp. 187-95。

洞察之间是彼此对立的，就如同错误和真理是对立的一样。[6]

精神分裂是一种最严重的精神病形式，其发展本身几乎就等同于一部精神病学史。精神分裂被称为"精神病学的神圣象征"和我们这个时代的"卓越疯狂"，这是有充分理由的。[7]然而，有许多精神分裂症患者的妄想似乎很难与糟糕的现实检验公式相一致。正如精神病学家尤根·布鲁勒在瑞士的布尔格霍尔茨利医院（Burgholzli）漫长的职业生涯中所观察到的那样，大多数精神分裂症患者肯定不会表现得好像他们把自己的妄想误认为是现实："只要有足够的精力，无论是国王和皇帝，还是教皇和救世主，在很大程度上都会去做那些相当乏味的事情。这不仅适用于机构中的患者，也适用于那些完全自由的患者。从来没有一个将军试图按照他所设想的级别和地位行事过。"[8]

许多精神分裂症患者似乎能够体验到他们的妄想和幻觉。因为他们有一种特殊的品质或感受，能够将这些妄想和幻觉与他们的"现

---

6 疯狂和错误之间的联系隐含在德语中，在单词 irren（犯错）、Irrtum（错误）和 Irrsinn（疯狂）之间的关系中。参见 Zvi Lothane, *In Defense of Schreber: Soul Murder and Psychiatry* (Hillsdale, N.J.: Analytic Press, 1992), p. 312, n. 53。

　　顺便说一句，人们可能会试图批判"现实检验"一词的认知主义意蕴，因为它似乎意味着通过某种明确的过程来确认对外部世界的表征或假设。根据存在主义现象学传统（以及维特根斯坦在《论确定性》中的说法），现实往往以一种比这更直接的方式被看作一个理所当然的东西：人们只是适应了它而已，而明确的检验则是一个更不寻常的事件。然而，无论是在描述性精神病学还是精神分析传统中，通常都没有做出这种区分。在这些传统中，"现实检验的障碍"指的是一种对客观现实的明确信念或隐含假设的误解。对糟糕现实检验概念的笛卡尔主义和认知主义意蕴的批判会很有趣，但超出了本书的范围。

7 参见 Thomas Szasz, *Schizophrenia: The Sacred Symbol of Psychiatry* (New York: Basic, 1976); Michel Foucault, *The Order of Things: An Archaeology of the Human Sciences* (New York: Vintage, 1973), p. 375。阿道夫·迈耶认为："早发性痴呆的历史实际上是整个精神病学的历史。"（引自 M, 14）也可参见 Sander Gilman, "The Mad as Artists," in *Difference and Pathology* (Ithaca: Cornell University Press, 1985), p. 225。事实上，到 19 世纪末（现代精神病学时代的开端），早发性痴呆已经成为一种疯狂的典型形式。顺便说一句，"早发性痴呆"一词是由本尼迪克特 - 奥古斯丁·莫雷尔于 1856 年创造的，并由埃米尔·克雷佩林于 1896 年出版的文本推广开来。在尤根·布鲁勒 1911 年颇具影响力的专著《早发性痴呆或精神分裂群体》（Eugen Bleuler, *Dementia Praecox or the Group of Schizophrenias*, trans. Joseph Zinkin [New York: International Universities Press, 1950]）中，他完善了克雷佩林对该类别的概念，并将其更名为"精神分裂症"。

8 Bleuler, *Dementia Praecox*, p. 129.

实"信念和感知，或与"正常"人所体验的现实区分开来。事实上，这类患者似乎经常对自己的状况有一种令人惊讶的、相当不安的洞察。布鲁勒描述了一名青春型精神分裂症患者，他会取笑自己，因为他作为一个上帝和"世界之王"，总是习惯于在下午茶歇后立即制造天气，却不知道如何离开医院。患者扪心自问，"这一切听起来是否并不太美妙"[9]。事实上，有时在这些患者面前，人们甚至可能开始怀疑他们只是在玩游戏，好像皮兰德洛的《亨利四世》中的主人公一样只是在假装疯狂，以一种倒错式的欢愉迫使周围的人支持这个把戏。

　　将妄想定义为一种"错误信念"，将幻觉定义为一种"缺乏对象的感知"，这样的标准似乎对描述此类精神分裂症患者并无助益。从字面上看，这样的定义甚至往往是错误的；更简单地说，它们只是指出了一个需要进一步考察和分析的谜团。但我们如何才能理解这种令人困惑的存在呢？一个并无精神分裂的人是否有可能同情或理解这种陌生的生命形式？

　　雅斯贝尔斯无疑是现代精神病学史上最细致的观察者之一，而他并不相信我们有共情或理解此类患者的可能性。在其不朽作品《普通心理病理学》中，雅斯贝尔斯将精神分裂症患者对妄想的态度描述为"特定的精神分裂性的无可更改"，这与狂热群众或其他类型的精神病患者（如躁郁症）的规范教条主义截然不同。在雅斯贝尔斯所说的"妄想"这一特殊的精神分裂性的症状中，信念是绝不可动摇，而且完全无法论证的。患者会说："好吧，事情就是这样。我对此毫不怀疑，我知道确实如此。"然而，虽然患者对自身幻觉的态度似乎总是自相矛盾的，但用雅斯贝尔斯的话来说："这种矛盾有时并不重要。""对他们来说，现实并不总是具有与正常现实

9　引自 Bleuler, *Dementia Praecox*, pp. 127-28。

相同的意义。"[10] 尽管这些妄想是确定的，但通常不会导致行动，至少不会导致让患者的说法似乎显得合理的行动。

精神分裂症患者的妄想在这方面与许多患有严重（但非精神病性的）人格障碍的患者——例如偏执人格——的"超价观念"不同。超价观念尽管不像精神分裂性妄想那样牢固，但它们更有可能导致行动，并且通常是以坚定和持久的方式进行。[11] 而且，与大多数患有情感性精神病（如躁郁症）的患者的妄想不同，精神分裂症患者的妄想并没有伴随与其内容相适应的情感状态。在这些方面，精神分裂性妄想的经验与糟糕现实检验的传统概念相矛盾，这意味着客观上不准确的感知或信念会被患者看作是真实的。这种"妄想"世界的独特之处在于，这些患者总有一种奇怪的倾向，即非常重视自己的妄想，但在某种意义上，他们又似乎经历过这些不相关或不真实的妄想。

雅斯贝尔斯认为，精神分裂症的第二个特征是他所谓的"妄想氛围"或"情绪"。这是一种对感知世界压倒性的、几乎无法描述的转变，通常发生在妄想发作之前，或伴随着妄想发作产生。在这种特殊的精神状态下，感知世界似乎经历了一些微妙而又包罗万象的变化：不熟悉的事件和物件可能看起来像是它们自身的复制或重复；感知现象可能看起来非常具体和深刻，而患者却无法解释其中的原因（我将在第 3 章详细讨论这一点）。[12] 前超现实主义画家乔治·德·奇里科（Giorgio de Chirico）的画作在视觉上似乎唤起了这种难以用语言表达的特征性情绪状态——在《一天之谜》（The

---

10　Jaspers, *General Psychopathology*, pp. 96, 97, 105；也可参见 pp. 93-107。雅斯贝尔斯认为："我们应该看看到底什么是不可救药的……对这些患者来说，迫害并不总是看起来像那些实际上受到迫害的人的经验；他们的嫉妒也不像一些有理由嫉妒的人的嫉妒，尽管他们的行为往往有一些相似之处。"（第 105 页）

11　参见 DSM-Ⅲ-R, pp. 395, 402。也可参见 P. J. McKenna, "Disorders with Overvalued Ideas." *British Journal of Psychiatry* 145 (1984), 579-85, esp. 579 and 583；以及 Jaspers, *General Psychopathology*, pp. 107, 135。

12　Jaspers, *General Psychopathology*, pp. 98-104.

Enigma of the Day）和《一条街的神秘和忧郁》（The Mystery and Melancholy of a Street）等画作中，那些无阴影的城市景观展现出无限精确和怪怖的意味。[13]

雅斯贝尔斯认为，"特定的精神分裂性的无可更改"和"妄想情绪"等特质是妄想本身的关键标准。事实上，他甚至表示，如果存在这些特质，那么客观上真实的信念仍然可以被视为一种妄想。而且，他坚持认为，这些有待讨论的特质并不能被解释为来自智力或逻辑的削弱，或者只是由于意识的混乱或模糊。正如他所指出的，妄想可以且经常发生，而不会有任何形式的思维障碍或任何关键因素的丧失。[14] 此外，他认为这些症状与躁狂和抑郁性精神病中发现的"妄想样思维"的氛围截然不同，因为后者似乎能够以一种可以理解的方式发生，从而降低先前经验或情绪状态的强度。事实上，雅斯贝尔斯认为，精神分裂性妄想世界的特质使这些患者变得完全陌生，如此神秘，以至于他们必须始终保持根本的无法理解的状态，超越共情或心理解释的可能性。雅斯贝尔斯的"深渊公理"甚至声称，采访者在患者身上遇到的一种绝对神秘的生活方式的感受是诊断精神分裂症的最佳方式。精神分裂症可能是在生理学的基础上，涉及整个人格和生活世界的一些彻底改变。"到目前为止，我们还无法描述其性质，更不用说形成一个概念了。"[15] 当代"医学模式"

6

13　关于德·奇里科对他在画这些作品时所处情绪状态的令人回味的描述，参见他在《超现实主义自传》（The Autobiography of Surrealism, ed. Marcel Jean [New York: Viking, 1980], pp. 2-10）中的作品。

14　Jaspers, General Psychopathology, p. 106. 雅斯贝尔斯写道："最重要的是要把我们自己从这种偏见中解放出来，即（妄想）的根源必须是智力的匮乏。"（第97页）

15　Ibid., p. 105. 事实上，雅斯贝尔斯认为，妄想本身或原发性妄想（精神分裂症中发现的那种妄想）的决定性特征是它的不可理解性——与正常信仰、超价观念或类似妄想的思维不同，它缺乏共情式的理解。他提到的其他方面或特征，如不可更改性和不可能的内容，是真正妄想的高度特征，但它们并不是真正妄想的本质标准。参见 ibid., pp. 95-98, 以及 Chris Walker, "Delusion: What Did Jaspers Really Say?" British Journal of Psychiatry 159, suppl. 14 (1991), 94-103.

的精神病学大多遵循雅斯贝尔斯的取向：将精神分裂症看作某种生物功能障碍或缺陷的副现象，淡化寻求心理解释的可能性和重要性，或者从内部理解精神分裂症患者的经验世界。

在本书中，我试图做一些雅斯贝尔斯认为无法做的事情：从共情和概念上来理解精神分裂症的一些最奇异和神秘的症状。尽管我用了许多不同患者的例子来说明我的论点，但我的重点是一个偏执的精神分裂症患者，著名的丹尼尔·保罗·施瑞伯。如果说精神分裂症是一种典型的疯狂形式，那么施瑞伯就是一个典型的疯子。他的特殊意义源于其自传体著作《一名神经疾病患者的回忆录》（下文简称《回忆录》）（Denkwürdigkeiten eines Nervenkranken）。[16]

施瑞伯的回忆录被埃利亚斯·卡内蒂（Elias Canetti）称为"精神病学中最重要的文献"。由于这部回忆录，作者可能成为精神病学史上最著名、最有影响力的患者。[17] 这本很少被人阅读的书几乎囊括了精神分裂症和妄想症的所有经典症状，为现代精神分裂、偏执狂和普遍意义上的精神病的概念的形成发挥了重要作用。该书也对精神分析的概念产生了决定性影响，因为它为弗洛伊德写过的唯一一个关于精神病患者的案例研究提供了材料，即 1911 年发表的著

7

"深渊公理"一词来自 Helm Stierlin, "Karl Jaspers' Psychiatry in the Light of His Basic Philosophical Position," *Journal of the History of the Behavioral Sciences* 10 (1974), 213-26。关于精神分裂症的最佳标准是这些患者引起的疏离感这一观点的另一个有影响力的说法，参见 H. C. Rümke, "The Nuclear Symptom of Schizophrenia and the Praecoxfeeling" (1941), trans. J. Neeleman, *History of Psychiatry* Ⅰ (1990), 331-41。关于这个观点的精神分析版本，参见 Ping-Nie Pao, *Schizophrenic Disorders: Theory and Treatment from a Psychodynamic Point of View* (New York: International Universities Press, 1979), pp. 13-19。

16　请注意，施瑞伯将自己描述为患有神经疾病（Nervenkrankheit），而不是精神病或精神疾病（Geisteskrankheit）；参见 M，200，286，以及 Lothane, *In Defense of Schreber*, p. 399。施瑞伯的书名更准确的翻译可能是《一个神经疾病患者的伟大思想》（*Great Thoughts of a Nervous Patient*）；参见 Lothane, pp. 1-2。

17　Elias Canetti, *The Conscience of Words*, trans. Joachim Neugroschel (New York: Farrar, Straus and Giroux, 1979), p. 25. 正如《回忆录》的译者所指出的，"施瑞伯现在是精神病学中最常被引用的患者"，几乎所有的精神病学教科书都提到过他（M，8，11）。

名的《关于偏执狂（痴呆性偏执狂）案例自传的精神分析笔记》。[18]
此外，那些发展了精神分裂症和早发性痴呆（精神分裂症的较早说
法，痴呆性偏执狂是偏执性精神分裂的另一种说法）的现代概念的
精神病学家——包括布鲁勒、雅斯贝尔斯和荣格——也研究了施瑞
伯的话语，从中提取出经典精神分裂症的关键例证，并将其纳入描
述性精神病学的原始文本中。[19] 施瑞伯始终被认为是当代精神病学中
精神分裂症诊断的一个案例典范。[20]

18　根据雷德利克，"大多数……关于精神分裂症的心理学命题……都可以追溯到……
弗洛伊德对施瑞伯个案的巧妙论述"；F. C. Redlich, "The Concept of Schizophrenia and Its
Implications for Therapy," in *Psychotherapy with Schizophrenics*, ed. E. B. Brody and F. C. Redlich (New
York, 1952)——引自 M，11。

19　例如，参见 Bleuler, *Dementia Praecox*; Jaspers, *General Psychopathology*（雅斯贝尔斯将施瑞
伯作为精神分裂症的不可理解性的一个清晰例证）；以及 Jung, *Psychology of Dementia Praecox*
(Princeton: Princeton University Press, 1960; orig. 1907)。也可参见 M，8-11。顺便说一句，偏执
性痴呆是克雷佩林对偏执型早发性痴呆的称呼；参见 Lothane, *In Defense of Schreber*, p. 328。

20　例如，参见 DSM- Ⅲ -R 的官方案例手册，其中施瑞伯被诊断为精神分裂症、未分化型、
慢性（有偏执性和紧张性的症状，但未有一致或显著的证据来充分证明施瑞伯患有偏执性
或紧张性精神分裂症的亚型）；Robert L. Spitzer, Miriam Gibbon, Andrew E. Skodol, Janet B. W.
Williams, and Michael B. First, eds., *DSM- Ⅲ -R Casebook* (Washington, D.C.: American Psychiatric
Press, 1989), pp. 472-74. 也可参见 Irving I. Gottesman, *Schizophrenia Genesis: The Origins of Madness*
(New York: Freeman, 1991)，在其中，施瑞伯是精神分裂症的几个例证之一（pp. 59, 261）。
　　尽管大多数古典和当代专家认为施瑞伯患有精神分裂症（事实上，这是一种典型的精
神分裂症病例，尽管是"晚发性精神分裂症"的病例——这在下述文章中有相关描述：M. J.
Harris, D. V. Jeste, "Late-Onset Schizophrenia: An Overview," *Schizophrenia Bulletin* 14 [1988], 39-
56），但近年来，精神病学家有时会对这一诊断提出疑问。他们认为，施瑞伯应该被认为患
有严重的情感性疾病。例如，阿兰·A. 利普顿认为，在 DSM Ⅲ 的术语中，施瑞伯更适合被
诊断为患有难以控制情绪的妄想的严重抑郁症（尽管利普顿也承认分裂情感障碍的诊断可能
是合适的，即精神分裂症与情感特征相结合的障碍）；参见 Alan A. Lipton, "Was the 'Nervous
Illness' of Schreber a Case of Affective Disorder," *American Journal of Psychiatry* 141 (1984), 1236-
39. 有类似观点的文章是 Lothane, "In Defense of Schreber," p. 432。
　　肯尼斯·S. 科恩德勒和罗伯特·L. 斯皮茨对利普顿关于 DSM- Ⅲ 和施瑞伯的观点进行了
有力的反驳，并清楚地表明，这种疾病——至少在 1893 年之后（即《回忆录》中描述的那
段时间）的表现——是一种明显的精神分裂症病例，其症状具体包括"功能退化；明显的幻
听；怪异、夸张、偏执和躯体妄想；声音对话的幻觉；思维插入；产生的感觉和行动；躯体
被动性 [最后是精神分裂症的施耐德一级症状]；紧张性发作；其他怪异行为"，但没有"完
全情感综合征的证据"；参见 Kenneth S. Kendler, Robert L. Spitzer, "A Reevaluation of Schreber's
Case: Letter," *American Journal of Psychiatry* 142 (1985), 1121-22. 需要注意的是，斯皮茨是
DSM- Ⅲ 的主要制定者之一，DSM- Ⅲ 对精神分裂症的诊断标准是任何诊断系统中标准最窄的
之一。

施瑞伯是一个非常聪明、擅长表述的人。1893 年，他晋升为德累斯顿上诉法院的法官。期间，他遭受了几次偏执性精神分裂症的发作。在这些发作中，他几乎表现出一整套典型的精神病体征和症状，所有这些症状都是奇怪的、"不合时宜的"，表现出明显的原始性。例如，他常常会无法克制地爆发出不可理解的大吼或大笑，戴上廉价的珠宝或其他女性装饰，或者连续几个小时僵直地站着不动，喃喃自语，对着太阳做鬼脸（M，4）。有时，他会做出神秘的断言，例如，坚称"射线损失了"或医生"冒失地发射了射线"（M，268）。但施瑞伯最突出的症状表现为一整套复杂的妄想——他在《回忆录》中称之为"所谓的妄想"。例如，他声称自己正在转变成一个女人。他描绘了一个由"神经""射线""灵魂"和"神"组成的真正的私人宇宙，这些元素彼此之间或与他自己不断互动。他写道，这些"超自然的事情"是"有史以来锻炼人类思维最困难的主题"："我当然不能指望被完全理解，因为这些事情是无法用人类语言表达的。"他说，这些"超出人类理解"——无论是施瑞伯本人还是他的读者——的事情，只有在"图像和明喻"中，才具有无与伦比的重要性：施瑞伯声称，他被赋予了"比所有其他人都更深刻的洞察力"，他的书"是有史以来最有趣的作品"（M，301，41，184，153，289）。

8

在另一项有用的分析中，卡尔·G.科勒运用研究诊断标准指出，尽管施瑞伯的第二次长期疾病发作（从 1893 年到 1902 年住院九年）最初主要是情感性的，但它很快发展出精神分裂症特征，然后发展为慢性偏执性精神分裂症综合征；参见 Karl G. Koehler, "The Schreber Case and Affective Illness: A Research Diagnostic Re-Assessment," *Psychological Medicine* Ⅱ (1981), 689-96. 施瑞伯的《回忆录》，以及我在本书中的分析，主要致力于对施瑞伯的第二阶段发病的研究。

就我的观点而言，关于这些诊断的争议有些离题。分歧在很大程度上源于对诊断概念化的不同方式，例如，利普顿倾向于从纵向角度关注病程，而不是相对排除症状（参见 Lipton, p.1238）。虽然我不相信精神分裂症有任何一个正确的定义，但在本书中，我使用这个词的方式主要强调症状。至少从这个角度来看，施瑞伯表现出的心理症状在传统上与精神分裂症广泛相关，这一点毋庸置疑。然而，那些认为施瑞伯值得做出不同诊断的人不必基于这些理由否定我的现象学解释；他们可能只是认为，这种解释不适用于精神分裂症本身，而适用于可能被称为类精神分裂症或精神分裂样症状的例子。

在下文中，我认为，尽管施瑞伯对这些妄想非常重视，但他通常不会认为自己的妄想是真实的，而是具有某种"主观化"的品质，即在某种意义上是他自己意识的产物，而不是独立或客观的存在（正如糟糕的现实检验公式所暗示的那样）。事实上，他的经验模式让人惊讶地想起了唯我论的哲学学说。根据该学说，包括外部世界和其他人在内的整个真实性只是一种对个体、自我——持有该学说的哲学家的自我（例如，声称只有他或她自己的感受和感知是真实的）——的表征。施瑞伯妄想世界中的许多细节、复杂性和矛盾似乎与糟糕的现实检验公式并不一致，至少如果我们接受并认真遵循路德维希·维特根斯坦后期著作中对这一哲学立场的分析，就可以从唯我论的角度来理解这一点。唯我论是维特根斯坦哲学中一种反复出现的，甚至可能是一种痴迷性的关切，或者更准确地说，是一种反哲学化的关切（因为维特根斯坦和其他几名现代哲学家一样，倾向于认为自己否定的是哲学本身的传统）。[21] 他对这个主题的推论尽管最初看起来很抽象和困难，但可以提供一种理解精神分裂症患者奇怪世界的内在逻辑的方法。

维特根斯坦以将许多传统哲学及其对形而上学思辨不可抑制的朝向比作一种疾病，甚至是一种需要治疗的精神疾病而闻名。他对哲学的态度经常让人想起伊拉斯谟《愚人颂》中的女主人公斯图尔蒂娅，她总是嘲笑所谓的"拙学家"*（foolosophers）的学究式诡辩和思辨形而上学。[22] 然而，在伊拉斯谟的书中，斯图尔蒂娅本身就是

21　在 1930 年代初的一次演讲中，维特根斯坦强调了认识到这一点的重要性。尽管人们希望将他的思维称为一种哲学形式，但他所做的事情与柏拉图或伯克利所做的并不同。维特根斯坦说，他的作品构成了一个"新的主题"（有时他称之为"现代哲学"），意味着取代传统上认为的哲学——不仅是哲学"持续发展"的另一个阶段，而且是"人类思想发展"的"纽结"（L，9，26）。

*　foolosophers 是用 fool（愚蠢的人）和 philosophers（哲学家）拼接而成的新词。作者以一种嘲讽的语气将智者和愚人并列，认为哲学式的探究是一种愚蠢的诡辩。考虑到这两个词之间具有某种谐音的关系，且为了表现作者在该词上的嘲讽语气，故而译为"拙学家"。——译者注

22　参见 Kaiser, "Wisdom of the Fool," p. 519。

一个疯子——一个聪明的傻瓜，展示着智者的愚蠢；而维特根斯坦则将疯狂和妄想归到传统哲学家身上，在某种意义上，他正试图治疗他们。

9　　唯我论是维特根斯坦所称的形而上学疾病或哲学疾病的最核心例子之一。这种疾病不是由无知或粗心引起的，而是由抽象、自我意识与脱离实践和社会活动引起的。他认为，这种疾病有时与唯心主义或感知数据现象主义等其他哲学疾病的一种终极逻辑结论密切相关（简而言之，这些哲学立场否认客观物质实体并将存在还原为思想，还认为感觉体验是所有现实的基础）。唯我论者是维特根斯坦著名的捕蝇瓶隐喻中的苍蝇形象的第一个主体，绝望的盘旋和常识的盲目让这个哲学家既不安又陷入困境："唯我论者在捕蝇瓶里扑腾，撞到壁上，飞得更远。他怎么可能休息呢？"（NFL, 300）[23] 维特根斯坦的直觉是，这种疾病的根源与其说是虚假或无意义的学说本身，不如说是有一种潜在的态度或存在主义立场来为其辩护。

维特根斯坦将传统形而上学哲学比作一种疯狂，这不只是一个引人注目的隐喻：他在他最喜欢的哲学幻觉例子中诊断出的诸多心灵的病态倾向和智力疾病，与施瑞伯这样的疯子的经验有着惊人的对应关系。就像维特根斯坦所讨论的唯我论者和其他形而上学者一样，施瑞伯确信他自己对现实的特殊看法的深刻性和不可言说性。他认为，这些看法是无法为普通人所知的特殊见解，施瑞伯的形而上学视野与其说是对某种更高现实的揭示，不如说是对他自己过于复杂和脱离现实的生存立场的投射。因此，我在这里的主要目的是维特根斯坦式的：以尽可能多的谨慎和简单，解开精神分裂症"生命形式"[24] 中的自欺式纠缠，驱散围绕这些患者的难以言说的神秘和深刻的氛围。这种氛围经常困扰着他们和那些想了解他们的人。顺

23　参见 P. M. S. Hacker, *Insight and Illusion: Wittgenstein on Philosophy and the Metaphysics of Experience* (London: Oxford University Press, 1972), pp. 185-86, 216。

24　"生命形式"一词来自维特根斯坦；例如，参见 *Philosophical Investigations*, § 19; 226。

便说一句，尽管我使用"妄想"一词来指代我们正在讨论的症状，但这并不意味着我接受理解或定义这些症状的标准方法。我还必须强调，我的任务是在现象学或解释学层面的：目标是理解而不是解释。我在这里不关心可能的神经生物学基础、病因起源或发育前兆的重要但截然不同的问题。[25]

对一些心理学家来说，用哲学来分析生活世界的真实感似乎很奇怪，尤其是像维特根斯坦这样微妙而复杂的哲学。然而，正如雅斯贝尔斯关于不可理解性的学说所表明的，以及包括施瑞伯在内的诸多精神分裂症患者似乎意识到的那样，精神分裂症的生活世界难以用正常的术语来描述。但有趣的是，哲学的抽象性恰巧可能是捕捉这样一个世界的真实感受的最恰当方式。一名精神分裂症患者如下的言辞或许能表明这一点："为了解释不真实的感受，有必要对这种感受进行一种非真实的定义，因为它与现实相去甚远。要想形成一个具体的真实的定义，并完全理解它，就必须以一种抽象的、非真实的方式来描述它。"[26]

尽管维特根斯坦不止一次谈到哲学和疯狂之间的相似之处，但据我所知，这些观点很少被认真对待，也从未被应用于精神病经验的临床微妙之处。[27]我认为，这种失败不仅是哲学与精神病学和心理学之间学科界限的结果，在一定程度上也来自隐喻和概念极性的偏见效应——这些隐喻和极性是我们精神错乱的基础。无论是精神分

---

25 因此，关于施瑞伯的成长史——尤其是他的父亲——在他的症状发展中可能起到的争议性影响，文本中并没有提及；参见本书第 2 章的注释 45 和结论一章的注释 5。关于神经生物学的基础，参见下述著作的附录部分：Louis A. Sass, *Madness and Modernism: Insanity in the Light of Modern Art, Literature, and Thought* (New York: Basic Books, 1992)。

26 引自 Eugene Meyer and Lino Covi, "The Experience of Depersonalization: A Written Report by a Patient," *Psychiatry* 23 (1960), 215。

27 参见下述文章的提示性脚注：Stanley Cavell, "The Availability of Wittgenstein's Later Philosophy," in *Must We Mean What We Say!* (Cambridge: Cambridge University Press, 1976), p. 67n. 也可参见下述评论：Karen Hanson, "Being Doubted, Being Assured," in *Images in our Souls: Cavell, Psychoanalysis, and Cinema*, ed. Joseph H. Smith and William Kerrigan (Baltimore: Johns Hopkins University Press, 1987), pp. 187-202。

析还是精神病学的标准概念，几乎总是以西方持久的健全与理性、精神错乱与激情错误的等式为前提，就像疯狂必然是一种愚蠢或痴呆，或者用柏拉图的著名比喻来说，是本能的野马压倒了马车手的意识控制。出于这些意象，疯狂怎么可能与哲学——最纯粹的理性实践——有任何关系呢？

事实上，正如我所说的，断言精神分裂性妄想的生活世界以所谓的主观化为特征，一开始听起来似乎与这些经典意象相当一致。然而，传统的假设是，精神分裂症患者将主观意义投射到客观世界上，而不是说他们至少对这些意义有着内隐的觉知。此外，那些试图理解或解释精神分裂性妄想的人几乎总是根据精神分析的退行假说来理解主观化，也就是说，这是意识的某种原始化的表现：退行到婴儿早期由本我主导的夸大和愿望实现的幻想，或者是退行到自我感、自我批判的元觉知能力（对意识的意识）或对主观与客观和内在与外在之间的区分化发展之前的不成熟的经验形式。[28] 激进的反精神病学学者——例如诺曼·O. 布朗（Norman O. Brown）、吉尔·德勒兹（Gilles Deleuze）和菲利克斯·加塔利（Félix Guattari），以及 R. D. 莱因（R. D. Laing）——的立场与精神分析的理论惊人地相似。尽管他们采取了一种浪漫的行动，肯定这些所谓的原始和不受控制的状况的价值，而不是将之病理化，但是，他们也将精神病看作一种童真或酒神式的东西。[29]

28　关于该观点的明确表达，参见 Julian Jaynes, *The Origins of Consciousness in the Breakdown of the Bicameral Mind* (Boston: Houghton Mifflin, 1976), pp. 414-16, 432. 杰内斯将施瑞伯的精神分裂症解释为"古老的二腔心智"的"原始心理组织"的出现，认为这种心智缺乏将自身作为一种心智的觉知。对精神分裂症原始性的精神分析解释，参见 Thomas Freeman, John Cameron, and Andrew McGhie, *Chronic Schizophrenia* (New York: International Universities Press, 1958); Sidney J. Blatt and Cynthia Wild, *Schizophrenia: A Developmental Analysis* (New York: Academic Press, 1976); Otto Fenichel, *The Psychoanalytic Theory of Neurosis* (New York: Norton, 1945), pp. 415-52; Silvano Arieti, *The Interpretation of Schizophrenia* 2d ed. (New York: Basic, 1974). 也可参见 Heinz Werner, *Comparative Psychology of Mental Development* (New York: International Universities Press, 1957).

29　例如，参见 Norman O. Brown, *Love's Body* (New York: Vintage, 1966), pp. 248-54; Gilles Deleuze and Félix Guattari, *Anti-Oedipus: Capitalism and Schizophrenia* (New York: Viking, 1977); R. D. Laing,

在《疯癫与文明》一书中，福柯将具有原始性的病理等式描述为继文艺复兴和启蒙运动之后的第三个时期的产物。在这个"现代时期"中，疯狂因被等同于童年而被驯化和熟知。尽管福柯经常写道，这种理解模式是相当自发的和断续的，甚至是互不兼容的，但在当代思想中，这些构思疯狂的方式往往是相互嫁接的。因此，尽管当前遵循一种医学模式的精神病学确实以一种相当纯粹的形式表明了其启蒙运动的立场——将疯狂视为一种缺陷的状态，一种错误的境况——但精神分析进一步体现了启蒙运动和现代时期的遗产。在当前的精神分析理论中，精神健全和精神错乱之间的界限继续被糟糕的现实检验的标志所划定，但这个标志本身被认为是患者婴儿性的"自我功能"或"自我界限"的表现。相比之下，在反精神病学的阵营那边，我们发现了类似文艺复兴时期对疯狂的智慧和自发性的尊重，这些品质被看作一种回归童真状态的理想结果；从这个意义上说，反精神病学同时继承了文艺复兴时期和现代时期的遗产。

因此，我们可以发现，人们理解精神分裂性妄想的进路是多样化的：它们有时被看作一种完全的不可理解性；有时又被简单地描述为相对于正常生活世界的错误认知，或者等同于婴儿时期的正常经验。维特根斯坦对唯我论的分析提供了一种截然不同的解读。我不仅对精神分裂性妄想表现为"糟糕的现实检验"的观点提出异议，而且认为在这些妄想中通常嵌入的意识模式在本质上并不是真正原始的。在我看来，精神分裂症患者的经验并不是被正常形式的情感和欲望所挤压，而是对正常形式的情感和愿望的脱离；[30] 不是一种丧失，而是各种形

The Politics of Experience (New York: Penguin, 1967)。顺带一提，莱因关于精神分裂症的第一本书，也是我认为最好的一本书，《分裂的自我》（The Divided Self, Harmondsworth: Penguin, 1965）并没有像他后来的某些作品中那样浪漫地赞美精神分裂。

30　弗洛伊德认为，精神病是一种本我对自我的胜利，从而通过情感和本能过程形成对人格的支配；例如，参见 "Neurosis and Psychosis"(1924), in General Psychological Theory, ed. Philip Rieff (New York: Collier/Macmillan, 1963), 185-89。然而，在许多著作中，弗洛伊德也强调了力比多的疏离过程——从表面上看，这种立场听起来肯定与我所支持的脱离情感和欲望的立场相似。然而，在弗洛伊德和许多其他分析家看来，力比多的动机并没有减弱，

式自我意识觉知的剧增。在许多情况下，精神分裂症患者的生活世界似乎被动机和关注所支配，并且这些动机和关注在本质上更多是认知或认识论层面上的，而非力比多层面上的。这种解释更加符合施瑞伯和许多类似患者所体验到的现象学特征。此外，它可以准确地解释那些使精神分裂症患者超出任何共情性理解范围的方面。

我提出的观点与精神分析、医学模式和反精神病学立场不同，也与福柯所分析的三大遗产——现代时期、启蒙运动和文艺复兴——不同。在我的阅读中，疯狂既不是心灵退行到原始状态，也不是理性的失灵，甚至不是对人类理性的替代。当然，这是一种自欺的状态，但它是由理性自身内部而产生的，而不是因理性的丧失而产生的。维特根斯坦和施瑞伯之间的相似之处揭示的不是一种原始的或酒神的状态，而是类似于维特根斯坦的智力疾病的概念——这种疾病是在自我意识和异化的最高阶段产生的。在这种观点中，疯狂是意识从身体和激情、从社会和实践世界中分离出来并转向自身时所遵循的轨迹的终点，这可以被称为一种心灵倒错的自我神化。

我将维特根斯坦和施瑞伯进行并置还有第二个不那么明确的目的：通过将维特根斯坦关于唯我论的推测（以及某些相关问题）建立在现实生活世界的现象学事实中，来澄清他的这些推测。众所周

13

只是被重新定向了；因此，尽管力比多与外部对象分离（这一过程被认为是由非现实的本我的主导所促进的），但它随后就会转向自我（例如，弗洛伊德就是这样解释许多精神病患者的夸大症状的）；例如，参见弗洛伊德发表于 1911 年对施瑞伯的研究："Psychoanalytic Notes upon an Autobiographical Account of a Case of Paranoia (Dementia Paranoides)," in *Three Case Histories*, ed. Philip Rieff (New York: Collier/Macmillan, 1963), pp. 174-76, 179-80; 以及 "On Narcissism: An Introduction"(1914), in *General Psychological Theory*, p. 67。也可参见 Ping-Nie Pao, *Schizophrenic Disorders*, pp. 41-53。

维克多·陶斯克以类似的方式解释了精神分裂症患者的疑病症状状。他将其解释为"力比多涌入"身体自我的结果。在他看来，这种涌入是在力比多从外部世界撤回时发生的。然后，陶斯克提供了一个相当详细的理论解释，解释了为什么精神分裂症的这些疑病症状经常伴随对身体自我的疏离，而不是愉悦：他认为这种疏离是"对力比多投注的防御"（即对防御的防御）的结果；参见 Victor Tausk, "On the Origin of the 'Influencing Machine' in Schizophrenia," *The Psychoanalytic Quarterly* 2 (1933), 519-56, quotation from 549-50。请参见本书的结论部分，我进一步讨论了精神分析观点和我的认识论观点之间的区别。我并不认为精神分裂症患者的生活世界或自我意识是由力比多或欲望支配的。参见本书第 1 章的注释 21 和 62。

知，维特根斯坦很难被理解。如果说那些试图理解维特根斯坦的人经常很难得到他的同事约翰·怀斯所说的"一盏稳定的灯，对他们希望看到的东西给出一个有序的看法"[31]，这可能与其说是因为维特根斯坦思想的内在晦涩，不如说是因为难以认识到他所面临的看似抽象的问题的存在相关性。但如果我们将这两个棘手的领域——维特根斯坦的思想和精神分裂症世界的现象学——进行比较，可能会让彼此相互启发。

维特根斯坦有时因对并没有哲学家实际采取过的立场提出哲学异议而受到批评。这是否属实还有待商榷；但无论如何，这种印象可能源于这样一个事实，即维特根斯坦通常不太关心某种特定的学说，而更关心哲学头脑中的某种倾向，他在自己和他人身上都看到了这些倾向。因此，他的思想并没有以传统的有序的方式从前提走向结论，甚至没有从对前提的批判走向对结论的批判。他的关注往往更多地是存在性的，而不是逻辑性的；与其说是内容，不如说是现象学或哲学信仰的生活背景。

理解维特根斯坦的困难之处或许最能体现在维特根斯坦的姐姐赫敏回忆中的一段话上。当赫敏表达自己无法理解为什么以维特根斯坦无与伦比的哲学头脑，却宁愿当一个园丁助理或小学教师，也不愿当哲学教授时，"路德维希的回答让我陷入了沉默。他说，'你让我想到了一个正从一扇关着的窗户向外看的人，他无法向自己解释路人的奇怪动作，不知道外面正在肆虐什么样的风暴，也不知道自己可能很难站起来。'然后我就明白了他当时的心灵状态"[32]。

维特根斯坦曾写道，与其让其他人继续他的哲学工作，他更愿

31　John Wisdom quoted in Alice Ambrose, "Ludwig Wittgenstein: A Portrait," in *Ludwig Wittgenstein: Philosophy and Language*, ed. Alice Ambrose and Morris Lazerowitz (London: Allen and Unwin, 1972), pp. 17-18.

32　Hermine Wittgenstein, "My Brother Ludwig," in *Recollections of Wittgenstein*, 2d ed., ed. Rush Rhees (New York: Oxford University Press, 1984), p. 4. 赫敏还提到，当她的弟弟正在写他的第一部哲学作品时，他"正处于一种持续的、难以形容的、几乎是病态的激动状态"（第 2 页）。

意改变人们的生活方式，这种改变会使他哲学思考中的所有问题变得多余（CV，61）。这些论述表明，维特根斯坦的目标不仅是哲学幻觉中的逻辑，而且是哲学幻觉存在的根源和条件。事实上，他似乎对反驳某种具体的哲学学说并不太感兴趣，而对诊断哲学的整体态度更感兴趣。这种态度不仅伴随着这些学说，而且伴随着哲学立场或总体态度。毫无疑问，维特根斯坦本人对这种立场非常熟悉，它培养了超然的沉思、抽象和内省。以一种更具体的方式更好地理解这种立场，可能有助于我们理解维特根斯坦的这场不断召唤和抵制哲学诱惑的反哲学运动的风暴，也可能有助于解释斯坦利·卡维尔（Stanley Cavell）所说的维特根斯坦哲学写作风格的忏悔性质——其中深刻的实践性和消极性，对感性和内心变化而非推理或教条的关注。正如卡维尔所指出的，"当你在忏悔的时候，你不会试图解释或证明，而只是描述它与你之间是如何的"[33]。

第 1 章的论点相当直截了当。首先，我将更详细地阐述引言中仅略述的某些要点；然后，我展示了维特根斯坦对唯我论的分析能够如何解释施瑞伯和其他精神分裂症患者的妄想世界的各个方面，而这些方面与糟糕的现实检验的标准概念并不一致。在第 2 章，情况变得更加复杂。我谈到了精神分裂症世界的两个特征，这两个特征似乎与唯我论的解读相矛盾：一些精神分裂症患者倾向于在主观主义立场和更公开、更客观的立场之间摇摆，以及倾向于失去自我经验的中心感。维特根斯坦的分析表明，这些看似反唯我论的特征实际上可能源于唯我论本身的悖论性质。在第 3 章，我超越了唯我论，恰当地处理了精神分裂症生活形式氛围的两个普遍特征："虚幻的具体性"和"沉默的特殊性"。虚幻的具体性是一个难以描述的经验世界的特质。在这种经验中，那些可能被认为是纯粹抽象的、精

33　Cavell, "The Availability of Wittgenstein's Later Philosophy," p. 71.

神的或内在的现象呈现出某种实体化和外部化的特质。而在沉默的特殊性中，感知世界呈现出一种特殊的特质，这是前面提到的雅斯贝尔斯所认为的所谓妄想情绪的基础。最后，在结论中，我将我的维特根斯坦式解读与弗洛伊德、埃利亚斯·卡内蒂、精神分析学家威廉·尼德兰和精神病学家莫顿·沙兹曼对施瑞伯的其他解读进行了比较。通过追踪精神分裂经验中的一个悖论逻辑，我的唯我论解释揭示了施瑞伯的生活世界和许多类似的个体生活世界的复杂性及明显矛盾性背后令人惊讶而强大的连贯性。

　　在继续论述之前，我得指出一些重要的注意事项和条件。在讨论疯狂和某些哲学之间的相似之处时，我并不是试图将两者等同起来，也不是否认两者之间的所有差异。疯狂是一种完整的生活方式，而哲学观点主要是一种智力立场，在一个人的存在中发挥更加有限的作用（尽管维特根斯坦确实倾向于削弱这种哲学观点）。

　　我还要指出，我对维特根斯坦的解释并不适用于精神病学和精神分析文献中所有被称为"精神分裂症"的现象。毕竟，精神分裂症是一个异质的、有争议的概念，它已经被用来涵盖各种不同的亚型，而这些亚型的范围或本质现在还没有，也许永远都不会得到明确的确立。[34] 我所分析的"唯我论"症状和患者并不是特殊或异常的病例；相反，它们通常被认为是精神分裂症的中心例证或表达方式。由于我对"精神分裂症"一词的使用侧重于症状而非病程，因此它与精神病学家尤根·布鲁勒、卡尔·雅斯贝尔斯和库尔特·施奈德的经

34　症状学形式（我在这项研究中的重点）、病程和药物反应性等各种标准可以用来定义精神分裂症的诊断，而精神疾病家族史、生物测试和相关症状的存在等各种外部检验可以用来验证这些诊断。标准和验证的选择在很大程度上是基于价值判断的，评估哪种疾病的特征在概念上最具吸引力。我们没有理由假设，验证是或可能是可以互换的；也没有理由假设，通过充分的实证研究，各种诊断标准最终会趋同，并建立起一致的诊断亚群。为了更好地讨论关于精神分裂症诊断的争论不可避免的理论性质，可参见 Kenneth Kendler, "Toward a Scientific Psychiatric Nosology: Strengths and Limitations," *Archives of General Psychiatry* 47 (1990), 969-73. 关于精神分裂症的异质性，例如，参见 Leopold Bellak and John Strauss, eds., *Schizophrenia Bulletin* 5, no.3 (1979)。

典著作更一致，而不是与埃米尔·克雷佩林的经典著作相一致。[35] 但我主要关注的不是疾病学或诊断学，我主要是想更好地理解特殊形式的意识或经验模式。尽管这些症状在传统的精神分裂症患者身上特别常见，但也可以以较轻或较弱的形式在其他人身上呈现——也许在非常有限的程度上，在我们所有人身上，尤其是在患有所谓的"精神分裂症谱系"障碍的人身上（除了精神分裂症本身，还包括分裂情感型和分裂样疾病，以及分裂型和分裂样人格类型）。[36]

我也认识到，任何一个精神分裂症患者（或者任何一个人）的所有症状都不可能以单一的方式被理解为某种存在方向或"世界设计"的表达，例如唯我论。任何熟悉精神分裂症患者的人，熟悉关于他们的大量文献的人，或者熟悉施瑞伯无休止的错综复杂的回忆录的人都会认为，在这种奇怪的疾病中有比任何哲学都想象不到的更多东西，即使是像唯我论那样奇特的，或者像维特根斯坦那样复杂而广泛的哲学思考。因此，我并不认为施瑞伯经验的任何方面或时刻都不应被看作与唯我论的解释不一致。他有时可能会表现出所谓的糟糕的现实检验，尽管频率比通常认为的要低得多（M，223）。因此，本研究不是一套本质主义的主张，而是一种思想实验，是一种探索性的尝试，旨在了解唯我论解读可以理解精神分裂型病理学的多少方面。[37]

---

35 克雷佩林强调病程和预后（即慢性恶化模式）是诊断精神分裂症的标准，他认为精神分裂症是一种痴呆症。

36 我不一定接受这样一种观点，即精神分裂症的概念只有一个本质，也不一定接受通过任何病理特征或明确的界限将其与相关疾病区分开来。在我看来，或许通过一种维特根斯坦式的概念能够更好地理解精神分裂症（以及本书中研究的唯我论）。

37 像我在本书中所做的那样，着重参考患者撰写的文本有一些明显优势：它能够使我们避免第三方描述存在的潜在偏见。但它也有一些缺点：很难，或许甚至不可能知道书面或口头描述在多大程度上反映了原初经验的性质。我们读到的一些内容可能是文本的人工制品，涉及患者在反思或写作时引入的修饰或转换。但是，除非人们陷入某种绝对的怀疑论（或者认为文本之外什么都没有），否则，假设语言能够且确实以合理的准确性反映了经验似乎是合理的。无论如何，如果没有一份高度详尽的自传体报告，对生活世界进行密切的现象学分析是不可能的。因此，除非人们愿意放弃对这样一个方式的所有希望，否则人工制品的问题在很大程度上是不可避免的（参见 Jaspers, *General Psychopathology*, p. 55）。

在本书中，我并不关注我的维特根斯坦式解读的局限性，而是具体说明哪些患者或症状符合我的解释，哪些不符合我的解释。在我看来，试图以任何精确、独立的方式划定我的描述所适用的领域还为时过早。[38] 事实上，确定这个领域的唯一方法可能是，我试图描述的患者和症状正符合我描述的那些患者和症状。尽管这听起来可能是一种循环，但正如维特根斯坦所说，这在一部作品中几乎是不可避免的，因为它的目标不是描述一个已经划定的领域（比如一个已经被认可的精神分裂症亚型或一个定义已经确定的症状），而是以一种全新的方式绘制我们的精神病理学概念图。[39] 我希望，除了揭示许多精神分裂症类型的疾病中更深层、更连贯的模式，并解释那些在其他方面仍然无法解释的现象，我的方法还提出了新的问题，并开辟了对精神病理学的全新思考方式。

我已经尽我所能，通过（在文本和笔记中）引入其他类似患者的例子，有时是自传性的叙述，有时是外部观察者的描述，来支持我的解读观点的合理性。这种对精神分裂症症状的解读的总体充分性和连贯性应该有助于支持我对施瑞伯文本的解释。

38　我怀疑这个"唯我论"群体是否与目前任何一个众所周知的精神分裂症亚型密切匹配，比如偏执狂而不是非偏执狂，或者呈现出"阳性"症状而非"阴性"症状的患者。然而，根据一个有趣但未被广泛接受的分类方案，我的解释可能最适合那些被称为"内投性"而非"依附性"的患者；参见 Sidney Blatt and S. Schichman, "Two Primary Configurations of Pathology," *Psychoanalysis and Contemporary Thought* 6(1983), 187-254。

39　在这种情况下，描述也起到了定义的作用。这实际上在关于病理类型的理论著作中很常见，根据维特根斯坦的说法，这是不可避免的，无须被谴责。参见维特根斯坦在他的后期著作中对其所说的"标准"（维特根斯坦用这个常被讨论的术语来指代定义或在某种意义上的基本特征）和"症状"（即常见的相关特征）的模糊性的讨论——例如，在《蓝皮书与褐皮书》中，他写道："医生会使用疾病的名称，而从来没有决定将哪些现象作为标准，哪些现象作为症状；这并不一定是令人遗憾的清晰度的缺乏。因为，要记住，一般来说，我们不会根据严格的规则使用语言，这也不是通过严格的规则教导给我们的。"（BBB, 25）

1

心灵之眼

无所事事者自诩为一切担责。

——让-保罗·萨特，《阿尔托纳的隐居者》

在继续我的主要关切，即根据维特根斯坦的思想对施瑞伯的妄想进行解释之前，我们必须先更深入地思考引言中概述的两个问题：妄想和糟糕的现实检验能力这种传统观点的本质，以及精神分裂症的特征。这些特征正在使传统的观点受到质疑。

现实检验与退行

在美国精神病学协会最新的诊断系统《精神障碍诊断与统计手册》第 3 版及其修订版（DSM-Ⅲ 和 DSM-Ⅲ-R；分别发布于 1980 年和 1987 年，在世界大部分地区都颇具影响力）中，"妄想"被定义为"基于对外部现实的错误推断而产生的虚假个人信念。尽管几乎每个人都相信这种外部现实，尽管这种个人信念具有无可争议的明显相反的证明或证据，但他仍然对此坚信不移"。"奇异妄想"被定义为"一种虚假的信念，其内容显然是荒谬的，没有可能的事实依据"，或者"一种涉及个人文化认为完全不可信的现象的虚假信念"。[1]这些诊断系统的明确目的是尽可能具有数学性，将诊断建立在明确和公开可观察的标准之上，并且这些标准追求尽可能少的解释或判断。然而，事实上，描述它们的正式词汇（就像所有这些词汇一样）充满了理论包袱。

"虚假""不正确""荒谬"等术语显然充满了价值判断，它们隐隐唤起了一种特定的生活背景或形式（在现象学和解释学文本中可能被称为经验的视域）。它们将患者的观点看作指涉外部现实的失败尝试，这种外部现实符合某种明显的证明或证据，以及双方同意的正常准则。通过这种方式，它们暗示我们，在某种关键意义上，患者有与我们其他人生活在同一种常识世界中的主观体验——只是他们错了，因为这一事实从外部观察者的角度来看是显而易见的。我们非常熟悉这种常识性的生活形式，在这种生活形式中，我们认为外部世界的存在是理所当然的。哲学家埃德蒙德·胡塞尔称之为"自然态度"。常识性可能是心理健康专业人员如此容易接受这一观点的原因，但他们又容易忘记，这似乎只是定义疯狂的行为标准中隐含的一种规范化假设。这一观点意味着差异的事物被同化进熟悉的事物中，从而不会过度挑战我们的想象力和同理心。这既令人舒适又令人信服。

妄想也被同化为一种经验的熟悉模式，被解释为对实现某种异常强烈但本质正常的愿望的幻想。这一观点在判断的批判性日渐减弱的状态下逐渐被娱乐化。尤根·布鲁勒在其著名的《自闭症思维》（1912）中，将精神分裂症患者的妄想比作一个年轻人在木马上扮

1　参见 American Psychiatric Association, *Diagnostic and Statistical Manual of Mental Disorders*, 3d ed. (DSM- Ⅲ), (Washington, D.C., American Psychiatric Association, 1980), p. 356；也可参见 3d ed., revised（DSM- Ⅲ -R) 1987, pp. 395。

关于 1994 年出版的《精神障碍诊断与统计手册》第 4 版中妄想为固定错误信念的概念，参见 Michael Flaum and Nancy C. Andreasen, "Diagnostic Criteria for Schizophrenia and Related Disorders: Options for DSM- Ⅳ," *Schizophrenia Bulletin* 17(1991), 133-56, esp. 146, 150。

演将军的梦，或者一个恋爱中的诗人的幻想："所有这些，"他写道，"只是在同一一尺度上的观点。"[2] 瓦莱里奥是格奥尔格·毕希纳（Georg Büchner）的《莱昂斯与莉娜》（*Leonce and Lena*）中的一个角色。这部写于 1830 年代的戏剧生动地表达了对疯狂的动机和方法非恶意的、愿望实现的愿景。这种妄想是用一个更光明、更令人满意的世界的信念取代现实：

> 这将是一件大事。疯子！疯子！谁会用他的疯狂来换取我的理性——哈，我是亚历山大大大帝！阳光如何将金色的皇冠照进我的头发，我的制服如何闪闪发光。将军阿里西莫·格拉斯霍珀，召集了部队。斯派德勋爵，我的财政部长，我需要更多的钱。亲爱的宫女蜻蜓，我珍贵的豆茎皇后怎么样了？哦，我生活中最优秀的坎萨里德医生，我需要一个儿子和继承人。除了这些美味的幻想之外，你还可以在疯人院里免费得到好汤、好肉、好面包，有一张好床去睡觉，可以去理发。[3]

在精神分析中，糟糕的现实检验和愿望实现的概念是结合在一起的，并从属于发展原始性的概念。根据弗洛伊德的退行／固着的精神病理学模型，精神分裂症和其他精神病性妄想被解释为一种"原始婴儿故事"的病理复兴——一种由幻觉性的愿望实现所主导的经验的奇迹形式，是"反思自我和即时经验能力的衰减"，无法区分真实与想象。[4] 根据这一概念，精神分裂症患者就像 5 岁或 5 岁以下

2 Eugen Bleuler, "Autistic Thinking"(1912), reprinted in *Organization and Pathology of Thought*, ed. and trans. David Rapaport (New York: Columbia University Press, 1951), pp. 401-2.

3 Georg Büchner, *Leonce and Lena; Lenz; Woyzeck*, trans. Michael Hamburger (Chicago: University of Chicago Press, 1972), p. 5.

4 Sandor Ferenczi and Otto Rank, quoted in James Glass, "I am the Curator of Delusion," *Psychoanalysis and Contemporary Thought* 4(1981), 569. 第二段引自 Thomas Freeman, *Psychopathology of the Psychoses* (New York: International Universities Press, 1969), p. 163。费伦齐（1916）认为，精神分裂症患者

的孩子，对他们来说，一切都是真实的。[5]事实上，在哈罗德·西尔斯（Harold Searles）看来：

> 精神分裂症患者主观上没有想象力。当我们称为幻想的新混合物，他想象中的新产物进入他的觉知时，他认为这是他周围世界的一个真实而不加掩饰的属性。他还无法体验到一种想象的领域，这种领域不同于对周围真实事件的感知的领域。同样，他对过去事件的记忆也并非如此，而只是字面上的重演。

西尔斯本人可能会因过于字面化地接受了精神病性的信息而遭到批评，他将精神分裂症患者描述为表现出"一种持续的信念，即人可以完全变成树木、动物、建筑或岩石，或者相反"[6]。

根据这种精神分裂症的模型，未经调节的欲望和初级过程思维的蛮荒曲径压倒了逻辑、与经验保持反思距离的能力，以及所有的现实感和社会习俗感。[7]这一被广泛接受的观点很好地呼应了精神分 20

经历了"儿童的全能幻觉"；引自 Glass, "I am the Curator," p. 569。根据一篇关于精神分裂症患者心理治疗的综述文章，没有人认为精神分裂症和婴儿的心理结构和功能是相同的，但大多数作家"坚持认为，在退行过程中，更原始的心理状态在时间和发展上更占主流，这些状态在结构和功能上与婴儿期和幼儿期的假设相似"；Thomas McGlashan, "Intensive Individual Psychotherapy of Schizophrenia," *Archives of General Psychiatry* 40 (1983), 911.

5 参见 A. N. Applebee, *The Child's Concept of Story* (Chicago: University of Chicago Press, 1978)，以及 John H. Flavell, "The Development of Children's Knowledge about the Appearance-Reality Distinction," *American Psychologist* 41 (1986), 418-25。

6 Harold Searles, "The Differentiation between Concrete and Metaphorical Thinking in the Recovering Schizophrenic Patient," in *Collected Papers on Schizophrenia and Related Subjects* (New York: International Universities Press, 1965), pp. 560-83, quotations from pp. 574-75, 568.

7 例如，分析家罗伯特·怀特认为，施瑞伯受到了"前生殖破坏性冲动"和"原始前生殖幻想"的支配；Robert White, "The Mother-Conflict in Schreber's Psychosis," *International Journal of Psychoanalysis* 42 (1961), 55-73, esp. 55-56. 弗洛伊德本人认为，精神分裂症患者的注意力集中在比自体情欲更早的阶段；参见 Victor Tausk, "On the Origin of the Influencing Machine in Schizophrenia"(1919), *Psychoanalytic Quarterly* 2 (1933), 519-56, esp. 542. 恩斯特·克里斯将精神病描述为"自我被原始过程淹没"的状态；参见 Ernst Kris, *Psychoanalytic Explorations in Art* (New York: Schocken, 1964), p. 60。

析学家玛格丽特·塞切哈耶（Marguerite Sechehaye）的观点，他将一种本质上是酒神疾病的精神分裂症描述为一种激情的胜利："精神分裂症思维摆脱了社会控制，去除了逻辑和道德要求，去除了意识的指引，将自身植根于欲望、恐惧和基本冲动的核心，而这些欲望、恐惧是表达的宝贵工具。它利用从现实中汲取的情感潜力，为无生命的物体世界注入了生命、能量和冲动。"[8]

在反精神病学的激进运动中，许多人所持的观点惊人地相似，只是对这种所谓的酒神回归状态的积极评价有所不同。因此，在德勒兹和加塔利颇具影响力的《反俄狄浦斯：资本主义与精神分裂症》中，"精神分裂症被宽松地定义为，并非是临床上的，而是从社会生产中产生的不可控制的、多态的欲望运动"[9]。这种对精神分裂症患者的看法也非常接近曾经在文化人类学中盛行的部落或原始人的进化论形象，正如马林诺夫斯基和列维 – 斯特劳斯所描述的那样，是"无法则的、非人的和野蛮的"，是一种"几乎没有在动物环境中出现的生物，仍然是自身需求和本能的猎物"，是一种"被情绪支配的意识，迷失在混乱和奇迹的迷宫中"[10]。在所有这些情况下，疯狂被想象成某种狂野和黑暗的东西，一个存在于文明生活之外的深不可测的神秘和无法控制的激情的地方。

8　Marguerite Sechehaye, *A New Psychotherapy in Schizophrenia* (New York: Grune and Stratton, 1956), p. 149.

9　该描述来自 Sylvere Lotringer, "Libido Unbound: The Politics of 'Schizophrenia,'" in "Anti-Oedipus," *Semiotexte* 2, no. 3 (1977), 8-10.

10　Bronislaw Malinowski, *Argonauts of the Western Pacific* (London: George Routledge and Sons, 1932), p. 10. Claude Lévi-Strauss, *Savage Mind* (Chicago: University of Chicago Press, 1966), p. 42. 我在本书中的论点与列维 – 斯特劳斯的《野性的思维》有一定的相似之处。该书认为，以前被认为是原始的和酒神主义的部落思想的特征，实际上在动机层面是高度复杂、精细和认知性的。

精神分裂症患者的经验和行为的异常特征

奇怪的是，许多精神分裂症患者的某些突出特征似乎并不符合将糟糕的现实检验看作自我失败的概念，也不符合将妄想解释为回归婴儿或酒神状态的概念。让我们考虑一下这些异常的特征，这些特征似乎暗示着精神分裂症中存在着非常矛盾的东西。

首先，糟糕的现实检验的标准概念很难与这样一个事实相符合，即许多精神分裂症患者似乎深深专注于自己的妄想，而无法摆脱对妄想的信念。但实际上，他们对待这些信念似乎保持着一定的距离或反讽。我在前文提到过一名患者曾说过，自己的妄想似乎相当奇妙。[11] 著名的精神病学家曼弗雷德·布鲁勒（尤根·布鲁勒的儿子）指出了"精神分裂症患者的微笑"的重要性，"人们对它的关注太少了"："精神分裂症患者可以用深情、富有表现力的方式微笑。"他相信："他们的微笑告诉我们：'亲爱的朋友，这只是一种行为。无论如何，在另一个世界里，我们会相处得很好。'"[12] 尤根·布鲁勒的一名患者很清楚，他听到的声音源于自己的耳朵，因为他将这些声音比作大海的声音，把贝壳放在耳朵上就可以听

21

11　即使在精神病发作时期（具有类精神分裂症的特征，尽管他的精神病不是简单的精神分裂症），弗里德里希·尼采也具有普遍的反讽特征。在精神病发作后不久，他在给朋友、历史学家雅各布·布克哈特的信中写道："亲爱的教授先生，说到这件事，我也非常喜欢在巴塞尔担任教授职位，而不是成为上帝；但我不敢在我的私人自我主义中走得太远，甚至为了它而不去创造世界。"尼采还称自己"注定要用糟糕的俏皮话来应对下一个永恒"；引自 Erich Heller, "Burckhardt and Nietzsche," in *The Disinherited Mind* (New York: Harcourt Brace Jovanovich, 1975), p. 83. 也可参见 Gerhard Kloos, "Uber den Witz der Schizophrenen," *Zeitschrift für die gesamte Neurologie und Psychiatrie* 172 (1941), 536-77; W. Mayer-Gross, "Uber Spiel, Scherz, Ironie und Humor in der Schizophrenie," *Zeitschrift für die gesamte Neurologie und Psychiatrie* 69(1921), 332-53; 以及 Louis A. Sass, *Madness and Modernism* (New York: Basic Books, 1992), pp. 112-15。

12　Manfred Bleuler, *The Schizophrenic Disorders* (New Haven: Yale University Press, 1978), p. 488.

到。[13]似乎这些患者的幻觉和妄想让他们的妄想世界与正常的、共识的现实世界有所不同。

精神分裂症患者的一个相关特征是所谓的"双重记账"。值得注意的是，即使是最严重的精神分裂症患者，即使在精神病发作的高峰期，也能在很大程度上保持对他们的客观或实际情况的相当准确的认识。他们并不是将想象误认为现实，而是似乎经常生活在两个平行但独立的世界里：共识的现实领域与幻觉和妄想领域。一个患者声称医生和护士试图折磨和毒害她，但她可能会很乐意地吃掉他们给她的食物；一个声称自己周围的人是幻影或机器人的患者仍然与他们互动，就像他们是真实的一样。[14]

第三个似乎与糟糕的现实检验的标准认知不一致的特征是精神分裂性妄想的内容。布鲁勒在其关于自闭症思维的文章中描述的妄想世界（以及前文引用的毕希纳的《莱昂斯与莉娜》中）召唤了一个领域，尽管这个领域比日常世界更明亮、更令人满意，但仍然与正常人类生活相对接近，因此正常人很容易想象得到。电影《飞越玫瑰园》也是如此。在这部电影中，幻觉和妄想涉及对正常恐惧、梦境和愿望实现幻想的夸大。然而，在现实中，被认为是实际精神分裂症患者最具特征的妄想和幻觉并不只是简单的夸大，而是从根本上扭曲、矛盾或质疑正常的人类生活形式。事实上，精神分裂性经验如此难以被描述或想象的原因之一是，它可能涉及空间结构、时间结构和身份结构，或者人类意识本身的性质和现实的根本转变。

13　Eugen Bleuler, *Dementia Praecox or the Group of Schizophrenias*, trans. Joseph Zinkin (New York: International Universities Press, 1950), p. 113.《一个精神分裂症女孩的自传》（*The Autobiography of a Schizophrenic Girl*, ed. Marguerite Sechehaye [New York: New American Library, 1970]）的作者以蕾妮为笔名，声称"这些位于右侧的噪声迫使我竖起耳朵。但我很容易将它们与现实中的噪声区分开来。我在没有听到的情况下听到了它们，并意识到它们是在我内心产生的"（p. 42）。

14　参见 Bleuler, *Dementia Praecox*, pp. 65, 127-30。

也许这种扭曲的最好例证是在所谓的精神分裂症的一级症状中发现的一组特定的幻觉和妄想。雅斯贝尔斯的学生，精神病学家库尔特·施奈德认为这是精神分裂症患者的首要特征。[15]一级症状包括各种幻觉或妄想，在这种幻觉或妄想中，患者失去了正常的自我意识或控制自己的行为、感觉或想法，因为患者觉得自己的所有内心经历都在其他人的控制或监视之下，甚至是其他人在思考他们的想法或通过他们的眼睛向外看。"然后我意识到为什么我要如此仔细地研究他的脸。"芭芭拉·奥布莱恩（Barbara O'Brien）在一本关于她的精神分裂症的自传《操作者与物件》（*Operators and Things*）中写道："辛顿在我的脑海里，通过我的眼睛研究着分析家的脸。"[16]例如，精神分裂症患者可能还认为，看似是其他人类的东西实际上只是幻影或设计精巧的机器，完全没有任何真正的意识，或者整个宇宙都在对他们肠道的每一次蠕动做出反应。雅斯贝尔斯所说的"形而上学妄想"反映了某种自我粉碎的体验，或者宇宙本身正处于某种迫在眉睫的危险之中，甚至已经不复存在的感觉。[17]精神分裂症患者可能认为，他们创造了他们所遇到的每一件事。例如，他们创造了他们刚刚读到的故事。一名患者声称，他曾经是书中的一幅画，但最终还是逃了出来，来到了医院。另一名患者则宣称，他把所有的天体都包含在自己的身体里，同时坚持认为，这些沉重的天体也存在于外部世界。[18]这种幻觉不能被解释为一种愿望实现的幻想，至

15　Kurt Schneider, *Clinical Psychopathology* (New York: Grune and Stratton, 1959), pp. 88-145. 也可参见 C. S. Mellor, "First Rank Symptoms of Schizophrenia," *British Journal of Psychiatry* 117 (1970), 15-23. DSM-Ⅲ和DSM-Ⅲ-R在精神分裂症诊断标准中纳入了施耐德系统的元素。对施耐德的观点进行了有力的辩护。参见 J. Hoenig, "Schneider's First Rank Symptoms and the Tabulators," *Comprehensive Psychiatry* 25 (1984), 77-87。

16　Barbara O'Brien, *Operators and Things* (Cambridge, Mass.: Arlington, 1958), p. 11.

17　Karl Jaspers, *General Psychopathology*, trans. J. Hoenig and Marian W. Hamilton (Chicago: University of Chicago Press, 1963), pp. 107-8.

18　后三个例子中的其中两个来自 Bleuler, *Dementia Praecox*, pp. 141, 124；另一个来自 Heinz Werner, *Comparative Psychology of Mental Development* (New York: International Universities Press, 1957), p. 370。

23　少无法被轻易解释。因为即使它们在某种程度上涉及强烈的愿望，但愿望本身似乎需要大量的阐述，才能被共情地理解或发挥解释性的效用。

许多此类妄想的特征基调或氛围也与精神分析对退行到意识的原始形式或酒神形式的解释并不一致。首先，在许多精神分裂症患者身上观察到的著名的"扁平情感"，以及经常贯穿于他们经验世界的去生命化和去现实化的品质，很难表明一种退行的状态充满了初级过程的能量和活力。根据布鲁勒的说法，"精神分裂症患者可以写完整的自传，而不会表现出一点点情绪。他们会描述自己的痛苦和行为，就像这是一个物理学的主题一样"。[19] 以下是一名精神分裂患者描述在她精神病发作的大部分时间里困扰她的非现实感：

它更像是灰色。这就像一种不断的滑动和移动，以果冻般的方式溜走，没有留下任何实质性的东西，但足够去品尝。或者就像看了一部根据戏剧改编的电影，看过这部剧后，意识到这部电影是对它的描述，是一部让人回想起但又不是真实的电影……即使是对它的描述也是不真实和痛苦的，因为它令人震惊，但似乎温和而模糊，尽管它很尖锐。这是一种不真实的感觉，因为它不是持续的折磨，但似乎永远不会离开，一切似乎都消失在印象中。因为其所是的或其所貌似的似乎总是在改变，并逐渐进入思想和想法，而不是进入现实。重要的东西已经离开，不重要的东西留了下来，只因它们的存在而使损失更加明显。[20]

19　Bleuler, *Dementia Praecox*, p. 41.

20　该患者引自 Eugene Meyer and Lino Covi, "The Experience of Depersonalization: A Written Report by a Patient," *Psychiatry* 23 (1960), 215-16。

　　同样，精神分裂症患者雷妮在她的《一个精神分裂症女孩的自传》（*Autobiography of a Schizophrenic Girl*）中谈到了她精神病发作期间"不真实的纸板风景"。她说："即使是大海也因其人造性而让我有点失望。"精神分析学家保罗·费登将这种隔阂状态描述为"世界似乎暂时不变，但又有所不同：不是那么自发，如此实际，近或远；不是清晰、温暖、友好和熟悉的，不是真正存在和活着的，更像是在梦中，但与梦不同"。尽管思考、推理或感知的能力没有下降，但患者仍然感觉到"他的感觉、愿望、思维和记忆过程已经变得不同，一种不确定的、无法忍受的变化"。他可能既感知到外部世界，也感知到自己自我的存在，但他不再感受到它们的现实。皮埃尔·让内所说的"现实感"是缺失的。[21]

　　除了这些似乎主要是情绪或感受基调上的不真实的幻觉，还有更多的认知症状，它们被称作非信念的妄想。事实上，人们还没有充分注意到，精神分裂症患者往往并非相信不真实的东西，而是不相信大多数人认为是真实的东西。例如，精神分裂症患者可能会难以置信地谈论"我所谓的孩子和所谓的医院"；"一个叫作洗衣房的地方，一个叫作我的患者，一个叫作她的女人，一艘叫作艾米莉号的沉船"；又或者，在施瑞伯的案例中，一个"假想的患者"和一名"应该是研究所医学主任的绅士"（M，104-5）。[22] 在一部精

21　Sechehaye, *Autobiography of a Schizophrenic Girl*, p. 60. Paul Federn, "Narcissism in the Structure of the Ego," in *Ego Psychology and the Psychoses* (London: Maresfield Reprints, 1977), p. 40. 大多数精神分析学家将这种失活解释为一种次级现象，是对本我的压倒性入侵的防御；例如，参见 Otto Fenichel, *The Psychoanalytic Theory of Neurosis* (New York: Norton, 1945), pp. 417-20；McGlashan, "Intensive Individual Psychotherapy," p. 914；Tausk, "Origin of the Influencing Machine," pp. 549-50。然而，这似乎是疾病的一个基本方面，也是疾病早期阶段的特征，人们可能会质疑这种解释的适当性。参见本章注释 62 的相关论述。

22　第一段论述（我所谓的儿童）是由一名同事治疗的精神分裂症患者提出的。第二段来自 Thomas Freeman, John L. Cameron, and Andrew McGhie, *Chronic Schizophrenia* (New York: International Universities Press, 1958), p. 62。
　　一些精神分裂样和精神分裂症患者将这种不真实感看作对周遭一切的依附。Y 先生是精神分析学家查理·瑞克罗夫的患者，他同时体验到想象和现实的领域。这具有一种准唯我论的性质。坐在那里和他说话的真的是瑞克罗夫医生吗？可能是，也可能不是，但这并不重要，

神病的自传中，具有偏执和紧张特征的精神分裂症患者乔纳森·朗（Jonathan Lang）描述了几个幻听的阶段。在其中一些例子中，他的声音以一种明确的假设或试探的方式表达了"妄想"的内容。因此，在持续了数月的被他称为"实用主义精神主义"的时期，"致幻剂……提出了一组关于唯灵论的想法，与其说是对绝对现实的揭示，不如说是对人类有实用价值的概念。据称，这些概念的提出是因为它们能够为人类带来情感基调，否则人类的生活可能会因其对改善未来的承诺而缺乏情感基调"[23]。

可能还有一种奇怪的、看似矛盾的特质伴随着这种缺乏现实的感觉。莱因曾将其称为"一种虚幻的具体性"[24]。尽管患者认为精神分裂症的妄想和幻觉是不真实的，但它们往往以显著的细节和特异性被阐述出来，并具有一定的感知具体性，甚至可以与现实世界相媲美（尽管患者通常不会将其与现实混淆）。

鉴于精神分裂的经验和行为在这些异常方面的突出性，人们可能会认为精神分裂性妄想的标准概念化经常会受到质疑。事实上，绝大多数精神分析学家、精神病学家和临床心理学家似乎理所当然地认为，妄想和幻觉涉及的是患者未能认识到他或她的特殊信仰和感受的主观本质。而且，在当代精神分析理论中，精神分裂症患者被认为没有能力进行现实检验，几乎总是认为这表明他们回归到原始的感觉、思维和感知模式，反映了婴儿心灵的愿

25

因为无论如何这都是一个纯粹的假设问题。这个患者真的是赫鲁晓夫、艾森豪威尔和乔·路易斯的儿子吗？这对他来说也只是一个假设。根据瑞克罗夫的说法，患者有时"清晰而聪明地形成了这样一种想法，即他的思想是唯一的现实，当他思考时，他的思想就是行动的世界……只有上帝才能合理地持有这种想法"。此外，Y 先生有时将宇宙等同于他自己的身体，就像"唯一真实的事件是发生在他的消化道、血管系统或大脑中的那些事件"；Rycroft, "On the Defensive Function of Schizophrenic Thinking and Delusion-For-mation," in *Imagination and Reality* (New York: International Universities Press, 1958), pp. 84-101, quotation from p. 94.

23 Jonathan Lang, "The Other Side of Ideological Aspects of Schizophrenia," *Psychiatry* 3 (1940), 389-93. 顺便注意一下，对获得"情感基调"的强调表明，精神病缺乏的是被认为是初级过程特征的情感和欲望，而不是被这些情感和欲望所淹没。

24 R. D. Laing, *The Divided Self* (Harmondsworth: Penguin, 1965), p. 158.

望实现幻想或半神秘结合状态。但是，考虑到上面讨论的异常特征，人们很可能会问是否还有其他解释的可能性。有没有另一种理解精神分裂性妄想的方法，可以更好地捕捉它们的现象学特征？还是像雅斯贝尔斯一样，人们被迫接受了精神分裂症世界中无法弥合的陌生感？为了回答这个问题，让我们现在来谈谈施瑞伯回忆录中所讲述的经历。

施瑞伯的"所谓妄想"

施瑞伯的《回忆录》既是一本了不起的书，也是一本令人困惑的书，将犹疑和确信、理性和传教热情结合到一起。施瑞伯以一种惯常的清晰方式，描述了一个由"神经"、"射线"和"神"组成的错综复杂、几乎难以想象的世界，在这个妄想世界中充满了无休止的内心声音和奇异的罪疚感受。例如，他谈到了性的转变，谈到了胃的失去，谈到了看到人们改变主意，谈到了他感到外星人正在占据他的意识，有时还控制着他的凝视方向。施瑞伯是否相信这些奇怪的现象，或者以什么方式相信，这是我现在首先要解决的一个难题。我认为这是施瑞伯精神病中的一个中心妄想，他认为自己正在转变为一个女人的"信念"："当射线接近时，"施瑞伯写道（射线构成了其妄想世界的意识的重要中心），"我的乳房给人的印象是一个发育良好的女性胸部。"他继续说道：

任何想亲眼观察我的人都能看到这种现象。然而，仅仅看一眼　　26
是不够的，观察者必须花10分钟或15分钟靠近我。这样，任何人
都会注意到我胸部的周期性肿胀和缩小。毛发自然地留在我的腋下
和胸部；顺便说一句，在我的情况下，这些是稀疏的；我的乳头也
和男性一样小。尽管如此，我还是大胆而肯定地说，任何人看到我

赤裸上身站在镜子前，都会给他们留下一个女性躯干的印象，尤其是当这种幻觉被一些女性装饰物强化时。（M，207）[25]

仔细阅读这段话可以清楚地看出，施瑞伯并不是在描述妄想，因为这个词通常用在与糟糕的现实检验相关的表述上。他并没有声称自己的躯干有任何实际的解剖学变化，只是在某些情况下，他的胸部"给人的印象"是一个女性的胸部。施瑞伯甚至强调，他的头发数量和乳头大小与以前一样，他甚至将这种女性气质的印象称为一种幻觉。一个专注于自身躯干是否看起来女性化的问题的人，只要他持续凝视自己足够长的时间，尤其是当女性装饰物给人留下深刻印象时，就会在某个时刻体验到这一点，这似乎并不奇怪。在《回忆录》的其他地方，施瑞伯提到必须刮掉胡子，"以支持我作为一个女性的想象，……胡子自然会成为这种幻觉的一个无法计数的障碍"（M，160；楷体强调为我所加）。[26] 这些都不是非典型的例子。

在另一段话中，施瑞伯描述了"绘制"，他所说的"呈现"是一个意志和自我意识的过程：

（在灵魂语言的意义上）绘制是有意识地利用人类的想象力在一个人的头部制作画面（主要是回忆的画面），然后可以通过射线观察到。通过生动的想象，我可以画出我生活中的所有回忆，人、动物和植物，自然界中的各种物体和日常使用的物件。这样，这些

25　这些关键语句的德语原文是："Zu den Zeiten der Annaherung gewahrt meine Brust den Eindruck cines ziemlich voll entwickelten weiblichen Busens ... jeder, der mich mit entblosstem oberen Teile des Rumpfes vor dem Spiegel stehen sehen würde,-zumal, wenn die Illusion durch etwas weiblichen Aufputz unterstützt wird-den unzweifelhaften Eindruck eines weiblichen Oberkorpers" (M, orig, 279- 80).

26　"mit Hilfe meiner Einbildungskraft als ein weibliches Wesen vor zustellen und dieser Illusion hatte natürlich der Schnurrbart ein kaum überwindliches Hindernis bereitet" (M, orig, 196-97).

图像就可以在我的脑海里看到，或者如果我愿意的话，在我想让我自己的神经和射线看到的地方，在外面看到。我可以对天气现象和其他事件做同样的事情；例如，我可以让雨水或让闪电去袭击——这是一种特别有效的"绘制"形式。因为天气，尤其是闪电被认为是奇迹的神圣礼物的射线呈现；我也可以让公寓窗户下的房子冒烟，等等。（M，180-81）

但施瑞伯立即又说道：

所有这些当然都只存在于我的想象中。但在某种程度上，射线会给人留下这样的印象，即这些物体和现象确实存在。我也可以在一个不同的地方"想象"自己。例如，在弹钢琴的时候，我看到自己穿着女装站在隔壁房间的镜子前；当我晚上躺在床上时，我可以给自己和射线留下这样的印象：我的身体有着女性的乳房和女性的生殖器官。（M，181）

呈现有时被认为是由自我积极执行的；尽管在其他时候，就像在前文中一样，给人的印象是女性的躯干，但这似乎是被动进行的。然而，在这两种情况下，施瑞伯的妄想都缺乏精神分裂性妄想通常被认为具有的那种文字性。他并不声称客观、外部或共识世界的实际特征，他能够通过引用独立于相关经验的证据来证明这种声称是错误的。[27] 因此，当施瑞伯描述自己的妄想信念时，他通常不会说"我是上帝的嘲笑者"或"我沉迷于放纵"，我被"呈现"为这些

27　在《一个精神分裂症女孩的自传》中，患者蕾妮描述了一种准唯我论的感受，即世界依赖于观察者。她还提到了伴随这种感受而来的孤独感："当时，根据我对世界的概念，事物本身并不存在，但每个人都以自己的方式创造了一个世界……社会关系的问题丝毫没有触动我。"（p.54）

事物之一（M，120，55，172）。在一段话中，他甚至谈到了一个"更低级的上帝"，这个上帝只能"通过'呈现'一个人因为精神错乱而咆哮的印象来创造万物"（M，166）。[28] 这种表达方式表明，施瑞伯在他的妄想经验中保留了所谓的"主体性的系数"，仿佛他所经历的一切都有一种光环，这种光环并没有被其标记为现实，而只是一种经验而已。这种经验模式的经验对象似乎被认为是现象性的，因为它们被一些构思或感知它们的意识所包围，或依赖于它们而存在。它们不存在于公共或客观的领域，而只是"在心灵之眼中"而已，正如施瑞伯经常说的那样（M，109，117n，124，137，181-82，227）。

施瑞伯似乎很清楚，将这样一个生活世界的具体样态传达给没有这种经历的人是很困难的："同样，用语言描述这些变化是极其困难的，因为我所描述的事情缺乏人类经验中的所有类比，而我只能部分地用我的心灵之眼来直接理解这些事情。"（M，117）因此，可以理解的是，他应该把自己的妄想和幻觉写在译者所说的"包含在连绵不断的一个又一个从句中"（M，26）。正如施瑞伯所说，"为了让自己至少有点被理解，我必须用图像和明喻来表达，而这有时可能只是大致正确的"（M，41）。

施瑞伯的表达具有试探性、非文字性和自我意识，这在德语原文中表现得更为明显。正如译者在引言中所说，他省略了许多常用的短语和助词，这些短语和助句本可以在英语中翻译为"部分"、"另一方面"、"可以说"、"在一定程度上"和"在某种程度上"。译者认为应该删除这些短语，因为它们难以处理，而且"没有增加意义"（M，26）。如果人们主要关注施瑞伯妄想或类妄想世界中的内容，这似乎是一个足够合理的决定。然而，如果人们希望掌握的

---

28 "sich im Wege des 'Darstellens' den Eindruck cines gewissermassen vor Blodsinn brüllenden Menschen zu verschaffen"(M, orig, 206).

是患者世界的形式，那么被删除的短语就具有重要意义，因为它们改变了文本的整体基调及论述的性质。请注意，所有有问题的短语似乎都包含了施瑞伯对其文本潜在字面含义的限定，或者警告读者不要将所读内容同化为他们自己的、更正常的经验模式。至少，这些短语缓解了绝对的自我中心主义、教条主义和文字主义，这些都很容易被归入像施瑞伯这样的精神病性的世界。

事实上，施瑞伯对自身女性化的看法似乎是一个相当常见，但在哲学上颇有问题的例子。维特根斯坦十分关注某种感知体验——哲学家称之为"看作"或"看的方面"。"看作"是指一种"方面变化"的发生。在这种变化中，一个人有了"一种新的感知体验，同时感知保持不变"："我凝视着一张脸，然后突然注意到它和另一张脸很相似。我看到的脸没有改变；但我看它的方式发生了改变。我把这种经验称为'注意到一个方面'。"（PI，196，193）   29

维特根斯坦在《哲学研究》中指出，在感知经验的标准方式下，"看作"是一种混合现象；它可以同样好地或同样不恰当地被描述为一种感知或概念过程："因此，一个方面在我们身上的闪现似乎一半是视觉经验，一半是思想……'但这不是看到的！'——'但这是看到的！'——必须有可能给这两种说法都提供概念上的正当性。"（PI，197，203）闪光的方面确实是作为感知世界的一个特征出现的，它可以像感知一样自发地出现。但是，与更正常或习惯性的概念识别行为不同（例如将叉子识别为叉子，PI，195），"看作"通常涉及一个人对感知对象的态度所扮演的角色的一些反思性觉察（PI，204-5）。此外，在"看作"的过程中，所看到的方面可能会被体验为添加到一些更基本的感知上或与之共存的东西上。[29]

维特根斯坦描述的另一个显著特征是，"看作"可以被意志行

---

29 对这些议题的一个更有效的讨论，参见 Malcolm Budd, "Wittgenstein on Seeing Aspects", *Mind* 96 (1987), 1-17。

为影响，或因意志行为而产生，这并非标准的看的动作特征。因此，试图看到某个特定的方面是合理的，就像试图想象某个事物的心理形象是合理的一样。维特根斯坦说："人们想问看到某个方面。'它看到了吗？它在思考吗？'这个方面受制于意志；这本身就将其与思考联系起来。"（RPP Ⅱ，544）维特根斯坦的观点并不是说，"看作"总是对我们的意志做出回应，或者永远不会违背我们的意志；而是说，试图看到某个特定的方面是一种不连贯或不合逻辑的行动，有时也可以是成功的。（例如，当人们看到著名的鸭/兔或花瓶/脸的双关图片，并试图唤起自身的感知觉的格式塔变化时，想想其中的故意和自发因素的微妙混合。）正如维特根斯坦所说，"说'把这个圆圈看作一个洞，而不是圆盘'是有意义的（看作）；但说'把它看作一个矩形'，'把它看成红色'是没有意义的（标准的感知行为）"（RPP Ⅱ，545）。[30]

施瑞伯作为女性的经验似乎也具有同样的品质。正如我们所看到的，他确实对女性化有一定的控制力，因为他至少有时可以通过凝视自己的女性服饰，并专注于自己的女性气质问题来实现这一点。此外，他认为自己外表中的女性的一面覆盖了更基本的东西，即他拥有的是男性的解剖结构。事实上，他自己将他所说的"呈现"的概念定义为"给一件事或一个人一个与其真实性质不同的外表（用人类的术语'伪造'来表达）"（M，120）。[31] 然而，在回忆录的许多部分中我们都可以清楚地看出，施瑞伯并不认为呈现只是一种伪造，因为他对在心灵之眼中所呈现的东西——例如他的女性化——十分重视，甚至有时认为这是一个更深层次、更重要的现实的呈现。

---

30 意志行为与标准感知行为的非相关性表现在以下段落中："一个人不会把一顿饭上的餐具当作餐具来'拿走'；任何人都不会在吃饭时试图移动自己的嘴，或者试图移动它。"（PI，195）

31 "Der Begriff des 'Darstellens', d. h. einer Sache oder einer Person einen anderen Anschein geben, als den sie wirklicher Natur nach hat (menschlich ausgedri.ickt 'des Fälschens')" (M, orig, 128n).

布鲁勒在《早发性痴呆或精神分裂症群体》（*Dementia Praecox or the Group of Schizophrenias*）一书中指出，精神分裂症患者如此特征性的身份混淆可能涉及类似的觉知，因此不应过于字面化。他描述的患者似乎至少有部分觉知到参与了一种"看作"的过程：

如果一个患者说医生是 N 伯爵，这种人物的混淆不应该被理解为一个正常人的人物混淆。患者会依据当下的情况去假设存在真实或想象中的人。一名女患者想打我，因为我是她的熟人 R 先生。当我辩解时，她说："不要以 R 的身份来这里。至少以 O 或者 P 的身份过来。"（"不，我更喜欢以 M 的身份过来。"）"你不可能是那个人。他是一个天使，一个神。"患者对女性来访非常粗鲁。然而患者声称，虽然她肯定诅咒了那个女人，但并不是针对她个人，不应该对患者不利。[32]

维特根斯坦认为，争论这样一种经验——"一个方面的闪光"——是否可以将一种看到的事件或行动认为是徒劳的：它既类似于也不同于可能被当作看到的范式案例，例如将叉子感知为一个叉子。但很明显的是，如果人们真的将"看作"称为一种看到的行动，重要的是不要忘记它与看到在根本上有何不同。那些不加批判地将幻觉的糟糕的现实检验定义为"没有物体的感知"的人似乎犯了这个错误，即将"看作"等同于一种标准化的感知。

然而，一个同样错误的做法是，认为"看作"仅是一种解释性的或想象性的事件，从而将其视为一个概念过程。毕竟正如我们所注意到的，"看作"确实具有标准感知行为的一些现象学性质。此外，"看作"仍然忠实于刺激对象的某些品质，其解释自由度在相当有

31

32　Bleuler, *Dementia Praecox*, p. 124; 也可参见该书第 126 页的例子，其中一名紧张症患者体验到自己的床既是一头北极熊又是一张床。

限的范围内运作（因此，"看作"的解释特征不太可能影响所见物品的更多感知品质，如其颜色或形状）。[33] 同样，施瑞伯对自己女性方面的感知并没有扭曲或否认感知世界中更客观的品质：胸部毛发的存在和乳头的大小都不受影响；只有在"看作"女性化的背景下，才会将这些突出特征归因于解剖结构上的改变。

法医博士韦伯表示，施瑞伯的妄想和幻觉涉及的是"不可动摇的确定性和充分的行动动机"。在他的专家报告中，他描述施瑞伯具有一种"真正的幻觉"，其特征是，"它们被认为是一种真实发生的事实，并且与其他感觉有着相似的敏感度"（M，320）。然而，施瑞伯坚持认为，被他称为"所谓妄想"的这种信念指的是一个单独的领域，一个并不会驱使他去行动的领域，世俗论证或信仰的惯常标准在其中并不适用。在韦伯的报告和《回忆录》的附录中，施瑞伯非常明确地否认了糟糕的现实检验所解释的通常含义。雅斯贝尔斯所描述的不可更改性和无关紧要性的结合在其中体现得再清楚不过了：

32   我必须用同样决定性的方式赞同 [韦伯博士] 声明的第一部分（a），即我所谓的妄想系统具有不可动摇的确定性，并用最严格的否认来反对声明的第二部分（b），即我的妄想具有付诸行动的充分动机。我甚至可以对耶稣基督说："我的王国不属于这个世界"；我所谓的妄想只与上帝和超越有关；因此，他们永远不会以任何方式影响我在任何世俗事务中的行为。即便我可以在前面提到的心血来潮之外使用这个表达，这也是为了给上帝留下深刻印象。我不知道医学专家是如何得出结论的，即我的妄想具有足够的动机；至少我认为无论是在我的行为中，还是在我的《回忆录》的书面阐

33   从这个意义上说，"看见"并没有教会或试图教会我们任何关于外部世界的东西；参见 RPP Ⅱ，63，702。

述中，我都没有给出任何理由来证明这种信念。……我无意像法医所说的那样，为了传播我对奇迹的信仰而做出金钱牺牲，只是为了验证我身体里的性感神经，或者为了增加他们身上的"物质幸福"。无论谁认为这是可能的，他都没有真正进入我内心的精神生活；但我自然不想对这种说法进行任何指责，因为其他人真的不可能完全理解。我对上帝和神圣事物的认识是如此的确定和不可动摇，以至于其他人对我想法的真实性或可能性的看法对我来说是完全不重要的。因此，除了针对这次法律诉讼的目的，我永远不会采取任何在人们中传播我的经历和信仰的方式，除非出版我的回忆录。（M，301-2）[34]

法官对情况的评估证实了施瑞伯的说法在很大程度上是真实的：

韦伯博士证实，原告（施瑞伯）从未采取任何不合理或不正确的行动，……他总是谨慎而理智地行事，考虑到所有的情况……简言之，就原告在与庇护所之外的世界接触期间的整个行为而言，到目前为止，还没有一个事实可以为焦虑提供充分的理由，即患者会在妄想系统的强制下让自己误入歧途。（M，349）

因此，我们看到，施瑞伯的妄想并不一定涉及将想象误认为真实。 33 然而，他们可能涉及相反的情况：大部分时间，施瑞伯都相信他周围看到的几乎所有事情和每一个人的不真实性，即使这些事实上是客观真实的：

---

34 也可参见《回忆录》第89页的脚注。施瑞伯在脚注中表示，他自己的经验驳斥了克雷佩林所断言的"错误的判断……总是伴随着妄想"的观点。当然，施瑞伯可能是出于避免法律责任的欲望而夸大了妄想的无关紧要性。法官的评估和《回忆录》的整体基调都支持他的主张。

在奇迹中生活了几个月后，我倾向于或多或少把我所看到的一切都看作奇迹。因此，我不知道是否应该走上莱比锡的街道，我只是作为一个剧院道具穿过了这些街道，也许就像波将金将军在俄罗斯女皇叶卡捷琳娜二世穿越这个荒凉的国家时为她准备的那样，给她一个繁荣乡村的印象。的确，在德累斯顿车站，我看到不少人给人的印象是铁路乘客。（M，102；楷体强调为我所加）

有时，施瑞伯确信，他看到的所有人都是被射线"奇迹般地创造出来"或"短暂地随机创作出来"的，其目的是欺骗他，而且他们并没有单独存在，而是像照片一样出现和消失（M，43n，102-7，148）。他的一名精神病医生报告说，施瑞伯告诉他"世界已经结束，他在自己周围看到的一切都是假的，他自己和周围的人都只是没有生命的影子"（M，269）。根据一份医学报告，施瑞伯"显然认为自己身处另一个世界。至少他认为周围的一切都是精神，认为自己身处的环境是一个充满幻觉的世界"（M，XXI）。

在另一篇引人注目的文章中，施瑞伯描述自己坐在公园里，黄蜂或其他昆虫反复出现在他的眼前。他确信，这些昆虫是在他目光落在它们身上的那一刻产生的，当他把目光移开时，它们就消失了（M，185-88）。在这段被他称作"黄蜂奇迹"（M，233）的经验中，这些生物似乎对他来说就像是只有在他经历过它们时才存在的东西，而且只是为了被他看到。对正常人来说的那些拥有独立于自我的现实存在品质的对象，在施瑞伯那边似乎拥有的仅仅是现象的短暂品质。这种感觉似乎更普遍地适用于世界，而不仅仅适用于世界中的几个对象：正如施瑞伯在另一段话中所解释的那样，"两年来，我不得不假设，而且我的经验迫使我假设，除了那些在我周围的奇迹，地球上的所有造物都终将灭亡"（M，60）。

显然，施瑞伯的"所谓妄想"和他的非信念妄想都不符合标准的糟糕现实检验：在任何情况下，这名患者都不认为客观上不准确的感知或谎言是真实的。尽管施瑞伯确实认为他的妄想具有极其重要的意义（在这个有限的意义上，人们可能会说它们有一定的现实性），但他仍然体验到这些妄想，因为它们弥漫着某种主观化的品质，就像他体验的不是客观的实体，而只是表象或表征。

维特根斯坦的唯我论

"世界是我的世界""世界是我的理念"：这是维特根斯坦对唯我论者的形而上学视角中的中心直觉的简洁陈述。[35] 这是一种将现实看作梦境的视角，但这个人同时觉察到自己正在做梦。对唯我论者来说，其他人，其他貌似的意识中心，都只是梦中人物，是唯我论者自身的意识活动和觉知的虚构。[36] 维特根斯坦将唯我论称为"一

---

35 参见 TLP，§ 5.62："唯我论的意义很明确……它表明了自己。世界就是我的世界。"也可参见 NB，85："因为我的理念就是世界……"

36 在现代哲学史上，最接近明确和纯粹版本的唯我论可能出自新康德主义理念论哲学家约翰·戈特利布·费希特（1762—1814）的体系。他认为，自我"这种独特的内在力量"既假定了自己，也假定了世界。"在所有的意识中，"他写道，"我沉思着自己，因为我就是我自己：对主观意识存在来说，意识就是自我沉思。而客观……也是我自己，沉思的自我，现在作为一种客观呈现漂浮在主观之前。""严格地说，（没有）对事物的意识，只有……一种对事物意识的意识"，所有的知识都不过是"图片、表象；总有一种东西在其中觉醒，那就是与表象相对应的东西"。费希特认为，要得出的合乎逻辑的结论，只有我自己存在，整个宇宙，包括其他人，都是我自己思想的创造。随着"独立存在的物质世界"的消失，一个人"被从一切依赖中……赦免了"。你"不再需要为只存在于你自己思想中的必要性而颤抖，［或者］害怕被你自己的思想产物压垮"。费希特在《人的使命》最后一章继续说，如果其他人只是梦中人物，那么对他们的任何责任感都是荒谬的，日常的社会和现实生活真的是一种谵妄。因此，在道德上行事，把他人看作有意识的人，就是表现出一种疯狂。但费希特认为，正是出于这个原因，我们必须假设其他人的现实，因为没有这样的假设，我们很难生活。因此，唯我论在逻辑上是必要的，但在道德上是不可能的。事实上，从某种意义上说，费希特对他心现实的信念是一种妄想，人们通过这种妄想来合理化那种表现得不像唯我论者的疯狂！引自 J. G. Fichte, *The Vocation of Man*, trans. W. Smith (Chicago: Open Court, 1910, orig. 1800), pp. 28, 70, 55, 91, 83, 106-8. 也可参见 B. A. G. Fuller, *A History of Philosophy*, rev. ed. (New York: Holt, 1945), pp. 288-89；以及 Sass, *Madness and Modernism: Insanity in the Light of Modern Art, Literature, and Thought*, pp. 313-21.

种严重而根深蒂固的语言疾病（也可以说是'思想'）"（NFL，309），这是一种形而上学的疾病，他本人也曾患过这种疾病，也许仍然易感。

维特根斯坦问道：一个人必须处于什么样的心态，才能对"世界是我的世界"或"只有我感到真正的痛苦"或"真正看到（或听到）"等概念的真实性有深刻的震撼？或者，换一种说法，这个学说可能对应的世界经验是什么？这种经验可能会唤起什么？唯我论是维特根斯坦的一种典型表述，然而他并不关心唯我论作为一种形而上学的真假性。他想让哲学摆脱对这些无法回答的问题的无聊猜测，并将其转向更有用的问题，让人们能够消除对这种形而上学的猜测或担忧。这样做的一种方法是考虑所谓的形而上学的经验对应物，即支持该学说的存在模式，无论是通过激发它还是证明它。（人们可能会认为这是一种形而上学的情境化、现象化，甚至心理化。）[37]

维特根斯坦提到了对应于唯我论的经验立场的两个方面。首先是活动的缺乏：

> 为了弄清楚哲学问题，意识到特定情况下看似不重要的细节是很有用的。在这种情况下，我们倾向于做出某种形而上学的断言。因此，当我们凝视着不断变化的环境时，可能会忍不住说"只有这

---

[37] 维特根斯坦并不是以一种还原论的方式论辩说，所有持这种学说的哲学家都只是因为这样的经验。谈论某种经验主义或存在主义立场至少在某些情况下可以激励（并似乎能够证明）所讨论的学说，这并不是否认这些学说也源于哲学思想的内部逻辑或知识史。对这些学说的经验背景的探索本身并不是试图对这些学说进行合乎逻辑的反驳，尽管这很可能会降低它们的合理性。

有人可能会说，唯我论作为一种哲学学说，至少在许多情况下，确实意味着让一切保持原样；它的目的只是提供一种分析经验的方式，而不是建议或鼓励经验本身发生根本性的变化（现象论和理念论的许多表达方式也是如此）。在我看来，无论是费希特还是叔本华的唯我论（或准唯我论）都无法维系这一点，他们都希望在对待外部现实的态度和与外部现实的关系上实现某种存在的改变。第一次世界大战期间吸引着维特根斯坦本人的唯我论也是如此（参见 NB，73-84）。

样才能真正看到"，而当我们走路环顾四周时，根本不会忍不住这么说。（BBB，66）

其次是一个人的观看方式的异常强度：

凝视现象与唯我论的整个谜题紧密相连。（NFL，309）

问问自己："感受"这个词，又或者"体验"这个词，让你专注于什么？专注于体验是什么样子？如果我试着这样做，例如，我会睁大眼睛凝视。（NFL，315）

通过出席、观看，你会产生印象；你不能看着印象。（BBB，176）

人们在世界上到处移动着，被迫观察物体的多面性，从而认识到永远无法通过任何给定时刻的外表去捕捉它们的整体存在。例如，通过与世界互动，通过拿起一个物体，一个人就认识到世界的他性。物体的重量和阻力证明了它作为一个独立于意志或意识的东西而存在。然而，移动一个物理物体的行为也证实了一个人自身的活动经验和效率，从而排除了被动感和主观感。[38]

相比之下，在被动状态下，世界看起来可能会大不相同。一个人越是盯着东西看，他们似乎就越有主观性；它们看起来越像是"被

36

---

38 对主观化与行动取向的不相容性的进一步讨论，参见下述著作的第 4 部分：Jean-Paul Sartre, *The Psychology of Imagination*, trans. Bernard Frechtman (New York: Washington Square Press, 1966)；也可参见 Erwin Straus, "The Phenomenology of Hallucinations," in *Phenomenological Psychology: The Selected Papers of Erwin Straus*, trans. Erling Eng (New York: Basic, 1966), 277-89。同样相关的是马丁·海德格尔对"沉思态度"（笛卡尔关于外部世界现实的怀疑论的必要条件）与"能动性的日常实践语境"的对比。在这种语境中，世界的存在被看作理所当然；参见 Charles Guignon, *Heidegger and the Problem of Knowledge* (Indianapolis: Hackett, 1983), esp. pp. 242-43。

看到的东西"。当凝视前方时，意识领域本身就会变得突出；然后，就像意识的镜头蒙上了阴影，远处的世界呈现出梦境的无言性。在这一点上，一个人可以说是体验了经验，而不是世界，给人的印象不是看到一个实际的和物理的炉子，而是一个"视觉的炉子"，我所看到的炉子（用维特根斯坦的一个例子来说）。我们可以说，一切都被认为是一个"看作"的例子，一个在某种意义上是意愿的和概念性的看到的方面；但在这种情况下，这些方面或解释似乎是唯一的现实。任何觉知对象都倾向于感觉到它以某种特殊的方式依赖于我，属于我的意识，作为一种私人的、不知何故的内在拥有。用维特根斯坦的话来说，"赤裸裸的当下形象"似乎不再是"毫无价值的瞬间画面，而是阴影中的真实世界"（NB，83）。[39]

在这种情况下，他人的意识充其量只能是可疑的，因为我不能直接了解他们的经验，而只能了解他们的行为。可以想象得到，他们的行为可能只是一个梦的形象或一架自动机（关于他心的著名问题）。事实上，在唯我论的假设下，认为每个人都有个人经验的想法几乎没有意义；正如维特根斯坦所指出的，它"超越了所有可能的经验"（BBB，48）。

维特根斯坦解释说，当你对世界上的某个对象感兴趣时，这种体验不太可能发生。而当你有某种脱离和内向倾向的时候——正如他所说，"你专注于你的感觉，就像它被盯着看一样"，而不是通过你的感觉直接看到一个充满利益和功用的真实对象的世界：

> 但是，说到"把我的注意力转向我自己的意识"意味着什么呢？这肯定是最奇怪的事情！这是一种特殊的凝视行为。我目不转睛地

---

39 马塞尔·普鲁斯特描述了这种主观化："当我看到任何外部物体时，我看到它的意识会停留在我和它之间，把它包围在一个细长的无形轮廓中，这使我无法直接接触物质形式；因为在我触摸它之前，它会以某种方式挥发。"引自 Wylie Sypher, *Loss of the Self in Modern Literature and Art* (New York: Vintage, 1962), p. 60。

盯着前方，但没有盯着任何特定的点或对象。我的眼睛睁得很大，眉毛没有收缩（当我对某个特定的对象感兴趣时，眉毛大多是收缩的）。在凝视之前，我没有这样的兴趣，我的眼神是空洞的；又或者像某个人在望向天空，在阳光下畅饮一样。（PI，§412）

37

施瑞伯作为唯我论者

根据维特根斯坦的分析，施瑞伯产生妄想经验的环境恰好对应于那些产生唯我论的形而上学视角的环境。施瑞伯解释道，"我认为绝对的被动性几乎是一种宗教义务"。上帝似乎提出了"可怕的要求，要求我继续表现得像一具尸体一样"。事实上，他自身的存在，以及上帝和宇宙本身的存在，有时似乎取决于他的静止（M，127-29）。因此，他花了很多时间让自己处于极度不活跃的状态：

除了每天早上和下午在花园里散步，我一整天都**一动不动**地坐在桌子旁的椅子上，甚至没有向窗户移动。顺便说一句，在那里除了绿树什么也看不见；即使在花园里，我也喜欢总是坐在同一个地方，只是偶尔会被服务员催促四处走动，这真的违背了我的意愿。（M，127）

根据韦伯博士的专家报告，施瑞伯是一个"身体强壮的人，面部肌肉组织频繁抽搐，双手明显颤抖。起初他完全无法自主行动，只能躺着或站着不动，用惊恐的眼睛直视前方的太空"。然而，很明显，"这种刻板的举止与冷漠相去甚远；相反，患者的整个状态似乎是紧张、易怒的，这是由内心的不安引起的"。韦伯博士声称，"毫无疑问，他一直受到生动而痛苦的幻觉的影响"。其他的观察报告则声称，经常可以看到施瑞伯一动不动地站在花园里，凝视着太阳（M，268-69，280）。

38 施瑞伯也经常处于一种高度觉知的状态。在这种状态下，他审视着世界，审视着自己对世界的觉知。他没有表现出注意力或自我监控能力的匮乏（这些通常被归因于精神分裂症），而是无法做出琐碎的动作，比如看着一只蝴蝶扑腾而过。相反，他总是痴迷地反思自己的经验，检查自己是否真的在做他认为自己在做的事情。正如下面这段话所表明的那样，他产生幻觉的声音往往是这种自我意识的表达：

> 人们如此固执地认为我变得如此愚蠢，以至于日复一日地怀疑我是否还能认出周围的人，是否还能理解普通的自然现象，或者日常用品……，即便我仍然知道自己是*谁或曾经是谁*。当我的目光指向某些东西并看到它们时，他们用"已经被记录下来了"这句话来检查我，而这句话让我变得神经紧张。（正如施瑞伯之前解释的那样，"已被记录"一词的意思是"被记录到觉知或理解中"。）例如，当我看到医生时，我的神经立即响起"已记录音"、"高级服务员已被记录"或"一大块猪肉已被记录"……这一切日复一日、一小时又一小时地无休止地重复着。
>
> ……每当一只蝴蝶出现时，我的目光首先指向它，仿佛那一刻它是一个新创造的存在。然后，"蝴蝶已经被记录下来了"这几个词通过声音进入我的神经；这表明有人认为我可能再也认不出蝴蝶了，因此就有人过来检查我，看看我是否还知道"蝴蝶"这个词的含义。（M，188）[40]

---

40 另一句经常被这些声音说出的话是："你为什么不（大声）说出来？"（M，70n，199）这句话表达了施瑞伯对自身经验的内在和私密的感受，这种感受与他的准唯我论有关。

"神圣奇迹"中的昆虫经验——这种作为意识中心的感觉——似乎不会发生，除非施瑞伯处于静止的状态。他解释说，如果他在花园里走来走去，奇迹就不会发生，但如果他坐下来等待，他实际上可以激发这种黄蜂奇迹（M，233）。这种戒断症状在精神分裂症患者中很常见，尤其是在紧张性精神病患者中，通常似乎是一个出现某些症状的先决条件，包括听觉和动觉幻觉以及某些严重的妄想表现。例如，根据精神分裂症患者乔纳森·朗的说法，"从感觉运动活动中退缩"到他所说的抽象思维的"意识形态层面"是他自身精神病状态的中心特征。[41]

我们已经看到施瑞伯是多么痴迷于凝视，审视每一个过往的想法或感知。重要的是，他身体女性化的印象发生在他将如此强烈的专注与被动结合在一起的时候，也就是说，当他长时间站在镜子前凝视自己的时候。而且，正如我们所看到的，在这些情况下，他没有看到自己身体上发生的字面或客观变化的感觉；相反，这是一种从某种角度看待自己身体的体验，这种体验在使身体变得女性化的同时，仍然被认为是一种观点。我们可以说，这是一种看待自己的例子（尽管这种观点被赋予了独特的重要性）。我们称之为一种"准唯我论"的立场（因为这种经验并没有伴随着对"唯我论"的哲学意义上的充分和明确的觉知）。

施瑞伯妄想经验的另一个突出方面也暗示了唯我论者的世界，它同样发生在被动的高度集中状态下：他遇到了哲学中所谓的他心问题。不可避免的是，唯我论者必须面对这样一个问题：其他人是否有可能拥有意识，或者与自我不同，他们是否只是事物，甚至只

39

41　Lang, "Other Side of the Ideological Aspects", p. 392. 也可参见 Eugene Minkowski, "Findings in a Case of Schizophrenic Depression," in *Existence*, ed. Rollo May (New York: Simon and Schuster, 1958), p. 136: "必须记住一个事实，（患者）一采取行动，他的整个态度就发生了变化。而一旦行动结束，他就立即陷入妄想。" 也可参见 M. Alpert and K. N. Silvers, "Perceptual Characteristics Distinguishing Auditory Hallucinations in Schizophrenia and Acute Alcoholic Psychoses," *American Tournai of Psychiatry*, 127(1970), 300.

是想象的图像或虚构。唯我论者被自身经验的不可否认的现实性和中心性所打动，显然他不可能对他人的经验有同样的觉知。事实上，他越是关注自己的经验，他人就越不可能有这样的事情，他人也就越彰显出不可逾越的隔阂和差别，甚至也许是根本没有真正意识的存在者。[42] 从《回忆录》的如下段落中可以看到，施瑞伯似乎从一种准唯我论的态度（经历了一个短暂的图像消失的世界）转变为对他心不存在的觉知：

> 我不止一次，而是数百次目睹了人类的形状是如何被神圣的奇迹在短时间内固定下来的，却再次溶解或消失。与我交谈的声音将这些景象称为所谓的"转瞬即逝的随机者"……他们所有人都过着所谓的梦境人生，也就是说，他们给人的印象是不能够进行合理的对话，就像我自己当时也不太愿意说话一样，主要是因为我认为我面对的不是真人，而是奇迹创造的木偶。（M，43n）[43]

在另一段文字中，施瑞伯回忆说，在经历了一次特别生动的视觉体验后，他聚精会神地盯着阳光（可能是站着不动的时候），直到阳光似乎占据了天空的大部分：

> 在我无法理解的诸多事情中，有一件事是，当时除了我自己，其他人也应该存在，而当时独自陪伴我的服务员 M 显然对这种阳光的现象完全漠不关心。但他的冷漠并没有让我感到惊讶，因为我认为他是一个随机应变的人。当然他过着梦境般的生活，所以不能指

42　相关讨论，参见 P. M. S. Hacker, *Insight and Illusion: Wittgenstein on Philosophy and the Metaphysics of Experience* (London: Oxford University Press, 1972), pp. 132-33, 190。

43　在《哲学研究》里一个有趣的段落中，维特根斯坦将对他人的感知描述为缺乏意识，是自动机器而不是他心，是一种"看作"的行为（PI，§ 420）。

望他能理解那些必须激发一个有最高兴趣的人思考的印象。（M，125，59n）[44]

被动集中的立场产生了一种普遍的主观主义感，一种体验经验而不是外部世界的感觉，正如施瑞伯所说，"发生的一切都是关于我的"，这与维特根斯坦对唯我论的分析，以及与他心问题的唯我论经验（认为他人只是"转瞬即逝的随机者"的感觉）完全一致。这种妄想和主观化现实的经验似乎植根于一种超急性的、超自我的意识和高度超然的意识形式，这些品质根本不是认知情绪发展早期阶段的特征。因为，正如威廉·詹姆斯提出的那样，从认知发展的角度来看，一个以觉知到主观化和内在性以及大脑在构成世界中的作用为基础的生活世界似乎是高度先进的：

到目前为止，我们感受事物的第一种方式是主观上或心灵上的感觉，而事实似乎恰恰相反。我们最早、最本能、最不发达的一种意识是客观的；只有随着反思的发展，我们才会意识到内心世界和主观意识，意识到自己是主观的，起初并不存在。[45]

41

44　我们可以将这些唯我论的经验与莫里斯·梅洛－庞蒂对正常生活形式的现象学描述进行对比。在这种生活形式中，生活世界作为一个既有意义又有质地的场所，被认为是我们的世界，而不是我的世界："保罗和我'一起'看到这片风景，我们共同存在于其中，这对我俩来说都是一样的，不仅是一种可理解的意义，而且是世界风格的某种口音和它的真实性。" Maurice Merleau-Ponty, *Phenomenology of Perception*, trans. Colin Smith (London: Routledge and Kegan Paul, 1962), p. 406.

45　William James, *The Principles of Psychology*, Vol. 2 (Cambridge, Mass.: Harvard University Press, 1981, orig. 1890), pp. 678-79.

从唯我论看精神分裂症的异常特征

精神分裂症妄想世界的一些异常特征可以在准唯我论的某些方面上得到解释。例如，施瑞伯所说的"所谓妄想"中的"特殊的精神分裂症的不可更改性"——它们在论证或外部证据上的绝对不可侵犯性，以及它们在确定性与无关紧要性之间看似矛盾的奇怪组合。与雅斯贝尔斯的观点相反，这一特征并没有超出任何可能的理解范围。事实上，唯我论的主张在任何公共领域都不能被驳斥或裁决，这是很自然的。毕竟，一个人被称为女性的说法并不是那种可能与确证或非确证证据相关的说法。没有任何一个可以想象的事实——胡子的粗糙、臀部的狭窄，甚至男性生殖器的解剖学存在——能够反驳这种身体女性气质的形象在私人心理空间中呈现出来的经验，这种"看作"的例子。正如维特根斯坦在他后来的著作中经常指出的那样（PI，§402），怀疑直接的主观经验是荒谬的，也不可能（至少以任何标准的方式）对唯我论等概念进行争论，因为正常形式的证据与这些断言完全无关。

悖论的是，还有一种经验与他人的共识无关。这种经验在某些方面是绝对私人的，在另一些方面又是非常普遍的（因为没有人能共享我的意识，我的意识就是一切）。他人的经验要么是无法跨越的隔离，要么是不存在的，有时这两者之间还会迅速产生共鸣。而且，在这两种情况下，共识证据都和一致性不相关。因此，施瑞伯声称，"就我自己而言，我主观上确信我的身体……在某种程度上显示出只有女性身体才会出现的器官"（M，205）。尽管他意识到，对其他人来说，在他身上创造的"奇迹"似乎"只是病态生动想象的产物"，但他坚持认为自己的经验现实是确定的："我只能保证，我生命中几乎没有任何记忆比本章讲述的奇迹更确定。对一个人来说，还有什么比他所经历的和自己身体上的感受更确定的呢？"（M，132）在另一段话中，施瑞伯谈到自己"拥有弗莱希格教授的灵魂（弗莱希格是他的精神病医生之一），很可能他的整个灵魂暂时留在我的身体里"，如同一捆摇晃的蛛网般，"奇迹般地被扔进我的肚子里"。他告诉我们，"从我记忆的清晰度来看，这是一个现实的或主观上确信的事件——无论他人能否相信我"（M，91）。[46] 尤根·布鲁勒的一名患者似乎也有类似的感觉，认为客观事实与共识性的真理标准无关。当被问及他是否认为自己的幻觉是真实的时，他回答说："也许它们是病态的，也许它们是真实的。"布鲁勒对此评论道："他显然对这个问题不感兴趣。"[47]

然而，与此同时，唯我论者很可能并不会对那些被认为是由他自己的意识构成的无可辩驳的经验采取行动（"所谓妄想"）。在唯我论的宇宙中，行动可能会让人觉得不必要或不可能：行动之所以必要，是因为外部条件受思想的支配，因为世界就是思想（一名精神分裂症患者谈到他的视野得到"净化"时说，"以一种幽灵般的形式起皱，变得像骨头一样干燥又无助"[48]）；行动之所以不可能，是因为一个真正的行动，一个在能够抵抗我的努力的世界里的行动，不可能发生在纯粹的精神宇宙中（施瑞伯说他不会试图伤害自己或自杀，因为他相信即使是对他身体最严重的伤害也不会影响他 [M，281]）。事实上，正如维特根斯坦对被动和凝视的讨论所表明的那样，唯我论者的视角的若隐若现取决于他的无行动；真实的活动将威胁到这个梦幻宇宙的消散，这个世界上存在的一切，从天体到他人，

---

46 "Dagegen ist es ein wirklicher, d. h. nach der Bestimmtheit meiner Erinnerung in diesem Punkte fur mich subjektiv gewisser Vorgang-mögen mir nun andere Menschen darin Glauben schenken können oder nicht-"(M, orig, 82).

47 Bleuler, *Dementia Praecox*, p. 41. 最新的定义由曼弗雷德·斯皮茨提出，参见 Manfred Spitzer, "On Defining Delusions," *Comprehensive Psychiatry*, 31(1990), 377-97。这一定义与我的唯我论解读一致。斯皮茨提出了妄想的如下定义："是一种关于外部现实的陈述，就像关于精神状态的陈述一样，即主观上是确定的，他人无法纠正。"（p. 391）然而，斯皮茨的论点是基于纯粹的语言和逻辑考虑，他并没有推测妄想背后的经验模式。此外，他认为妄想涉及"对主体间有效性的不合理主张"（p. 392）——我认为，这并没有捕捉到许多精神分裂症妄想的准唯我论性质。

48 Heinz Werner, *Comparative Psychology of Mental Development*, p. 418.

都仿佛取决于自己的主体性。那么，从某种意义上说，不可更改性和无关紧要性、妄想世界的同时确定性和实践无关性，似乎是一个唯我论者的抽象宇宙的正常和自然的品质。

43　　在精神分裂症的"双重记账"中，这两个经验世界因其感知的本体论地位而不同。一个是被看作客观的，是以正常的方式被感知的。但患者感觉到另一个领域只存在于"心灵之眼"中。施瑞伯以他一贯的、相当令人不安的清醒解释道：

> 我在这里用的是"用心灵之眼看到"这个表达方式，我以前就用过这个说法……因为我在人类语言中找不到更合适的了。我们习惯于认为，我们从外部世界获得的所有印象都是通过五官介导的，尤其是所有的光和声音感觉都是通过眼睛和耳朵介导的。这在正常情况下可能是正确的。然而，对一个像我一样接触到射线的人来说，可以说他的头部是由射线照射的，这还不是全部。我接收射线直接投射到我的**内部**神经系统的光和声音感觉，因为它们的接收不需要视觉和听觉的外部器官。即使闭上眼睛，我也能看到这样的事件。在声音相关的地方，我也会听到它们，就像在"声音"的情况下一样。即使我的耳朵可以密封起来，不受其他声音的影响。（M，117）

在这一点上，人们可以理解为什么幻听往往更像是思考而来的东西，而不是听到的东西。人们可以理解患者如何"听到"不在场的人的声音而不感到奇怪。[49]

49　尤根·布鲁勒提到这样一名患者，她似乎忽视了为她主观听到的声音寻找任何外部来源的重要性。患者说："毕竟，声音可能就在这里。"（*Dementia Praecox*, p. 115）也可参见 Straus, "Phenomenology of Hallucinations"。

顺便说一句，并不是所有用心灵之眼去看的例子都是维特根斯坦意义上的"看作"的例子。正如刚才引用的段落（M，117）所表明的那样，施瑞伯经验中的一些生动印象似乎只由内心的心理图像组成，因此不涉及对外部感知对象各方面的观察。

这种准唯我论也有助于解释精神分裂样和精神分裂症患者的生活世界中无情感、无活力或去现实化的氛围。埃琳娜是一名患有精神分裂症的年轻钢琴家，也是意大利精神病学家 G. E. 莫塞利（G. E. Morselli）的患者。她形容自己"被比我更强大的东西所吸引"，进入了她疯狂的"另一种生活"或"另一个世界"："我更接近灵魂，更接近那个世界上的但丁天堂，"她说，"但我觉得自己与生活脱节，没有情感，与一切都脱节。"[50] 这种无情感的抽离通常被解释为要么是"内在的情感平淡"和缺乏深刻的情感体验，[51] 要么是防御性的"自闭症"，将注意力和兴趣从周围的社会世界转向可以被描述为内心的体验。也就是说，转向自己的自我或与外部现实无关的幻想。[52] 但精神分裂症患者乔纳森·朗，一个对这种生活世界非常熟悉的人，认为这两种观点都过于简单化。

44

根据朗的说法，精神分裂世界的内在与其说是内容的问题，不如说是经验形式的问题：与其说它涉及从一种对象（外部对象）转向另一种对象（内部对象）（无论是什么），不如说它涉及态度或视角的转变。正如朗在为一本精神病学杂志撰写的一篇关于自己疾病的文章中所说，精神分裂症患者的退缩"与其说是对社会的退缩，不如说是对感觉运动活动的退缩。他的思想活动中有相当一部分是专门针对其他人的"[53]。朗还否认像他这样的患者无法觉知到情感或

50　引自 Manfred Bleuler, *The Schizophrenic Disorders*, p. 493。

51　例见西奥多·米隆对分裂样人格障碍的描述，Theodore Millon, *Disorders of Personality, DSM-III : Axis II* (New York: Wiley, 1981), pp. 273-96。米隆认为，精神分裂症患者在情感领域是"缺陷"、"不足"或"无能"的。在他看来，这些人"缺乏体验情感生活中微妙和细腻的情感装置"，"内在情感平淡，人际关系不敏感"，并且"很少内省"（pp. 273，274，284）。

52　精神分析家常常给出这种防御性的解释，例见 Sigmund Freud, "Psychoanalytic Notes upon an Autobiographical Account of a Case of Paranoia (Dementia Paranoides)" (1911), in *Three Case Histories*, ed. Philip Rieff (New York: Collier/Macmillan, 1963), pp. 174-80, 以及 "On Narcissism: An Introduction" (1914), in *General Psychological Theory*, ed. Philip Rieff (New York: Collier/Macmillan, 1963), p. 67. 也可参见英国客体关系学派关于精神分裂问题的著作，例如 Harold Guntrip, *Schizoid Phenomena, Object Relations, and the Self* (New York: International Universities Press, 1968)。

53　Lang, "Other Side of the Ideological Aspects," p. 392.

缺乏情感，只是他们对情感的关注就像对人的关注一样，是在他所说的"意识形态领域"的背景或视角下体验到的——他似乎指的是一个一切都被认为只是精神或具象的领域。

　　本章前面引用过的这名精神分裂症患者非常精准地描述了这种从现实退缩到表象领域的深刻感受。他将自己的经验比作"看了一部根据戏剧改编的电影，看过这部剧后，意识到这部电影是对它的描述，是一部让人回想起但又不是真实的电影"[54]。顺便说一句，如果没有意识到患者可能正在描述这种经验模式，可能会导致治疗师进行过于字面化的解释，从而错误地认为患者的现实检验已经失败。[55] 尤根·布鲁勒的一名患者就是这样，他坚称自己在视力很好的情况下是一个盲人。布鲁勒对此解释道："这是因为他没有将事物看作'现实'。"[56]

54　Eugene Meyer and Lino Covi, "The Experience of Depersonalization: A Written Report by a Patient," *Psychiatry* 23 (1960), 215-17.

55　我并不是说精神分裂症患者从来没有符合糟糕现实检验公式的妄想，也不是说他们的所有妄想都具有准唯我论的性质。关键在于，在许多情况下，标准的解释未能理解他们的妄想观点所假设的，不是一种正常的经验视野，而是一种完全不同的生活形式。精神分裂症中最独特的妄想症尤其可能是这种情况。这些妄想涉及意识结构或宇宙组织的改变，如（大多数）一级症状中所呈现出的对自己的中心地位、对世界灾难等的偏执/夸大妄想。然而，在精神分裂经验中去假设太多的一致性并不明智。

56　Bleuler, *Dementia Praecox*, p. 56. 布鲁勒提供了一个例子来说明患者如何"象征性地接受医生从字面意义上理解的东西"。类似的例子，参见塞切哈耶的《一个精神分裂症女孩的自传》。在该书中，蕾妮解释说自己很冷，她指的不是身体上的寒冷，而是"我内心的寒冷，我的凄凉，我无法振作起来。但我从来没有，绝对没有想到过身体上的寒冷。然而，令我惊讶的是，我的朋友们以一种实事求是的方式解释了我所说的话，给我寄来了羊毛衫"（p.52）。

　　治疗师关于原始性和字面性的预设如何对患者言论的解释产生偏见的一个例子，请参考以下摘录，其中哈罗德·F.西尔斯（被广泛认为是精神分裂症最敏感的观察者之一）没有被患者自己对他的意思是一种字面意思的明确否认所吓倒：

　　在我诸多的治疗过程中，有一件事帮助我理解了为什么（患者）还不能用形象的方式思考。当时患者显然发现我对他无助的困境反应迟钝，无动于衷。他对此说道："总是很生气，我的治疗师总是对我生气。"然后，他用同样沮丧和愤怒的语气说，他的姐姐写信说，她为自己的公寓买了一些椅子，这些椅子是铁做的，太重了，很难搬动。我回答说："也许你觉得你的治疗师就像那些很难移动的重椅子吗？"就像我的回应很荒谬似的，他指着我桌子旁的椅子笑着说："不，我知道你不是椅子，西尔斯医生……这里有一把椅子。"然后他指着我说："这里是西尔斯医生。"我现在意识到，到目前为止，他几乎无法区分椅子和他的治疗师，即使是在具体的层面上……他的字面思维方式……是他自我界限脆弱的产物。因此，这揭示了他退行到自我边界未完全分化状态的防御有效性中。（Harold F. Searles, "The Differentiation

塞缪尔·贝克特（Samuel Beckett）的作品也许最能唤起精神分裂症患者特有的不真实感。其中的主人公往往有一种精神分裂的倾向，这些场景是他们准唯我论的隐喻。例如，《墨菲》的主人公将他的思想描绘成"一个巨大的空心球体，与外部的宇宙紧密相连。这并不是一种贫困，因为它排除了它本身不包含的任何东西"。墨菲发现自己被关在一间有软垫的牢房里，"柔软明亮的牡蛎灰的充气内饰，软垫覆盖着天花板、墙壁、地板和门的每一寸，为真相增添了色彩，那个人是空气的囚徒"。在这里，场景完美地捕捉到准唯我论的矛盾情感基调，即被一种无处不在的心理氛围监禁和保护的感觉，这种氛围将自己插入现实和自我之间。[57]

精神分裂症患者蕾妮描述了一种"麻木和缄默的诡异氛围"，"一种包罗万象的麻木和冷漠"，她陷入其中，然后存在了很长一段时间：

一切都像在一场沉闷的梦中一样过去了；没有任何区别，没有任何反应是可能的。医生和护士都没有对他们的命令和问题有任何理解。然而，他们错了；我完全清楚发生了什么，人们对我说了什么。事实上，一切都变得如此无关紧要，如此缺乏情感和感性，以至于事实上，他们根本没有和我说话。我根本无法做出反应，基本的动力已经消失了。那些与我无关、与我相去甚远的图像，在我的床上来回移动。我自己就是一个毫无生气的形象。[58]

施瑞伯对自己身体的态度似乎就具有这种抽象的和无情感的特

---

between Concrete and Metaphorical", p. 565）

　　鉴于患者明确否认他混淆了治疗师和椅子，我们必须问，究竟是西尔斯还是他的患者表现得如此字面主义。会不会是因为患者觉得治疗师的僵硬在这里得到了体现，才在治疗师对患者话语的回应中固执地拘泥于文字？

57　Samuel Beckett, *Murphy* (New York: Grove Press, 1957), pp. 107, 181.

58　Sechehaye, *Autobiography of a Schizophrenic Girl*, pp. 78-79.

质，这一事实使我们有可能理解他为何对读者认为奇异的、矛盾的或可怕的事件能够如此冷静和实事求是。例如，像许多精神分裂症患者一样，[59] 施瑞伯会声称他的身体正在经历各种严重的损伤和彻底的转变：内脏"反复被切除"（M，134）；在很长一段时间里，他没有胃、肠或膀胱。他认为自己的喉部被食物吃掉了，咽部也被吃掉了好几次（M，272，135）。然而奇怪的是，他大多数时候对这些看似剧烈的事件并不担心，也没有发现任何异常，即一个被摧毁的器官可能会在一段时间后重新出现，完好无损："我经常在没有胃的情况下生存；我明确告诉服务员 M，正如他可能记得的那样，我不能吃东西，因为我没有胃。有时可以说胃是在吃饭前由奇迹产生的。"（M，133-34）"我头骨的内表衬有不同的脑膜，以消除我对自我的记忆"；但是，正如施瑞伯所说，"所有这些都没有任何永久性影响"（M，99）。他对外部事件或其他人的信念同样感到离奇或虚幻。例如，他说，人们有时会互相交头接耳，也说某些人，比如他的妻子和医生，已经死了；但大多数时候，看到这些人再次在活人中走动，他一点也不惊讶，也不特别欣慰。[60]

施瑞伯并没有对这些奇异的事件进行客观或物理的解释。他似乎经历过这样的事件，只是发生在一个不同于自然或现实世界的领域，有其限制和后果。显然，他的特殊领域纯粹是一个经验式的"意识形态领域"，在这里，"奇迹出现"被隐含地认为不是令人惊叹的物理或生物过程，而更像是精神上的壮举，一种想象的行为。我相信，这就是一名青春型精神分裂症患者（表现出语言混乱、情绪不协调和奇怪举止的患者）所描述的。他是布鲁勒的一名患者，他写道："这些形式只不过是上述的人格（医生等）；它们必须停止

59　例见埃米尔·克雷佩林对症状的描述，Emil Kraepelin, *Dementia Praecox and Paraphrenia* (Huntington, N.Y.: Robert Krieger, 1971; facs. 1919 ed.), pp. 26-27.

60　尤根·布鲁勒描述了类似的现象：有一名患者之前已经死过三次，现在正在考虑自杀；还有一名患者"死了还活着"；另一名患者"被冻在浴缸里，但仍然在这里"。Bleuler, *Dementia Praecox*, p. 123.

以它们原初的方式存在。"[61] 正如布鲁勒所解释的，患者的意思是，将停止的是"形式"（"看作"的方面？），而不是那些认同这些形式的真实的人。因此，许多精神分裂症患者的妄想世界并不是一个共同行动和充满风险的血肉世界，而是一个心灵世界。在这个世界里，情绪、他人，甚至患者自己的身体都作为遥远或纯粹的主观现象存在，是抽象想象的一种虚构，其中的力量是无限的，也是无关紧要的。[62]

《回忆录》中有一段有趣的话表达了施瑞伯对这种全能感和无能感的特殊结合的觉察（尽管有点让人困惑）。他指的是这样一个事实，即在处理"滋扰"时，比如他听到的来自动物或事物的持续不断的声音，他会倾向于简单地表达让滋扰停止的愿望。例如，"如果被诅咒的铁路停止说话就好了""只要我愿意，我就可以把外界的所有振动都挡在门外，哪怕只是节奏。因此，正如这句话所说的那样，'我是所有噪声的主人'"。但同一页上的另一段话却表现出一种截然不同的东西，一个务实的人对仅仅是愿望的无能感觉：

---

61 Bleuler, *Dementia Praecox*, p. 126.

62 顺带一提，对情感扁平化的一种标准化的精神分析解释是将其看作精神分裂症患者情感生活原始性的二级结果。从这个观点来看，精神分裂症患者的情感组织表现为一种"前言语的生理紧张状态，在幻想或认知中几乎没有心理层面的表述，以至于患者无法知道谁在感受或被感受到什么。情感是作为一种直接的具体现实被体验到的，二者没有任何细微差别，这导致对一切情感的完全防御，使患者成为一个对感觉迟钝的机器人。McGlashan, "Intensive Individual Psychotherapy", p. 914。

这种观点通常被认为意味着精神分裂症患者需要学会与自己的经验保持距离，例如，培养一种更强大的"观察自我"。例见 Charles Donnelly, "The Observing Self and the Development of Cohesiveness," *British Journal of Medical Psychology* 52(1979), 277-79。相比之下，我认为，精神分裂症的病理学植根于对身体和世界的疏离和自我疏远。当然，反驳上述精神分析解释是困难的，因为其中所假设的原始经验在很大程度上被隐藏起来，无法观察到。然而，如果我们放弃了精神病理学本质上必须是原始经验模式的表现这一假设，那么这种精神分析解释的证据就不那么令人信服了。

然而，在某种意义上，我的观点和这种精神分析解释之间并不存在真正的直接冲突，因为它们只是不同类型的分析。我的解释重点是一种现象学，关注描述精神分裂性妄想的生活世界，而不是以某种元心理学的方式来解释它。然而，我绝对不同意一名精神分析学家的观点，他认为唯我论的方面无关紧要，因为它们只是出于某种防御。事实上，正是这些唯我论的方面主导了许多精神分裂症患者的经验，并赋予了这种疾病特征性的印记。关于这个问题的进一步讨论可以在本书的结论中找到。也可参见本书引言的注释 30。

这样的句子当然没有任何实际区别。事实上，人们可以通过简单地用语言表达希望滋扰停止来阻止滋扰，这似乎是灵魂性格的特点之一。例如，当奇迹让我的脸变热或脚变冷时，我会不断地被敦促大声说，"如果诅咒的热量停止就好了"或"如果我的脚不那么冷就好了"。而作为一个务实的人，我自然更喜欢用冷水洗脸，或者摩擦脚来取暖。（M，183）

正如我们所讨论的，精神分裂症患者普遍经验中的主观化有时会使他们无法在共同的现实世界中行动，也许是因为真实的行动对他们来说是无关紧要的。然而，在其他时候，精神分裂症患者的妄想经验确实会对他们在现实世界中的行为产生影响。即使是施瑞伯也是如此：毕竟他在花园里坐着不动是为了遵守上帝的要求，让黄蜂奇迹发生；正如他自己所指出的那样，他确实在镜子前摆出了女性化的姿态。但是，当这种想象与现实的混合发生时，我们不一定要遵从糟糕的现实检验公式中所暗示的立场，即这两个领域都是一种真实。正如我们所看到的（回想施瑞伯的铁路旅行经历），妄想世界和现实世界可能都被他认为是不真实的，这有时会导致混淆这两个世界的倾向。[63] 这两个领域都可能通过一个缓冲、抽象的过程被某种主观化或大脑化渗透：贝克特的"柔软明亮的牡蛎灰……充气内饰"。这也许就是三名不同的精神分裂症患者以下陈述的意思：

48 　　　　对我来说，物质已经变成了精神。

63　施瑞伯在谈到他所说的"我的神圣时间"时，暗示了某种可能发生的紊乱。这是一个准唯我论的时期，他看到了"转瞬即逝的人影"，相信整个人类已经灭亡，"充满了关于上帝和世界秩序的最崇高的思想"（M，74，80）。他写道："（当时）我脑海中浮现的印象是自然事件和超自然事件的奇妙结合，很难区分纯粹的梦境和清醒状态下的经历……因此，不可避免的是，我对那段时间的回忆一定在某种程度上带有困惑的印记。"（M，81）

精神的总和是恒定的，而它的疯狂之处在于它加起来的总和为零。

过去的现实已经不复存在。现实生活遭遇了衰退。[64]

只有通过想象这种生活世界，人们才能开始理解精神分裂症患者如何能够在现实世界中做出某些行动，而这些行动对正常人来说是难以想象的可怕。在极端情况下，这类患者可能会严重伤害自己，甚至割下自己的阴茎或挖出自己的眼睛。尽管他们的感觉器官仍然正常工作，并且对自己的行为有认知意识，但他们似乎没有经历任何疼痛，也没有意识到自己所做的事情的重要性和不可逆转性。当人们与这些患者交谈时，对他们来说，与动作有关的一切——身体部位、切割，甚至疼痛本身——似乎都是纯粹的理论现象，就像这个动作只是一个思维实验，是对阴茎或眼睛概念的再创造，而不是肉、血和神经的实际器官。许多精神分裂症患者经常感到与活着的身体分离：曼弗雷德·布鲁勒的一名病人说："身体和灵魂不在一起；无法统一。"[65] 也许正是这种抽离，而不是精神分析学家假设的婴儿的多态性欲，才是他们中许多人不确定自身性身份的原因。人们甚至可能会理解，自残总是集中呈现在割掉阴茎上的倾向，这正代表了患者试图将自己对身体的想法与他生活世界的纯粹理智本质更紧密地联系起来。[66]

---

64 患者引自 Bleuler, *Schizophrenic Disorders*, p. 490，以及 Werner, *Comparative Psychology*, p. 418。

65 Bleuler, *The Schizophrenic Disorders*, p. 490.

66 参见下述文章对自残的类似解释：Thomas Szasz, "The Psychology of Bodily Feelings in Schizophrenia", *Psychosomatic Medicine* 19 (1957), 11-16。然而，在其他情况下，自残似乎是为了让事情看起来真实。例如，蕾妮经常会在事情开始变得梦幻般之后，感到有一种伤害自己的冲动。Sechehaye, *Autobiography of a Schizophrenic Girl*, p. 63.

病态的梦者

传统的精神病学和精神分析解释往往强调经验内容的变化是妄
想世界发展的基本动力。根据这种假设，患者从一个"恶毒的、破
坏性的、不可预测的、混乱的外部世界"的现实中退出，进入一个
由仁慈的目标和"幸福的满足"组成的"不切实际的幻想世界"的"安
慰和慰藉"，从而否认一种不想要的状态的现实，以便用一种更令
人满意和舒适的东西来代替它。[67]根据这一经典观点，妄想世界实
际上是不真实的，但患者将其体验为（或至少想体验为）一种真实。
准唯我论的解释颠覆了这种精神分析观点，认为他们之所以偏爱妄
想世界，正是因为它的不真实感。让－保罗·萨特在《想象心理学》
中提出了这样一种另类观点。他描述了他所说的"病态的梦者"的
妄想（用施瑞伯的话来说，这些妄想最好被称为"所谓妄想"），
即试图逃离现实世界的形式，而不是内容——它的终极、令人恐惧
的未知性，以及它要求和抵抗现实世界行动的倾向。[68]通过关注一
个不真实世界的主观化特质，即一个由自身构成的世界，患者设法
摆脱了因体验到自身实际知识和能力的局限性而产生的内在焦虑。
曼弗雷德·布鲁勒引用了一名精神分裂症患者的话，很好地总结了
妄想世界的这一方面："在我的世界里，我可以无所不能；而在你

49

67　引自 Sidney Blatt, Jean G. Schimek, and C. Brooks Brenneis, "The Nature of the Psychotic Experience
and Its Implications for the Therapeutic Process", in *The Psychotherapy of Schizophrenia*, ed. John S. Strauss,
Malcolm Bowers, T. Wayne Downey, et al.(New York: Plenum, 1980), pp. 101-14, quotations from pp. 105-
7. 布拉特等人将其称为"经典观察"，弗洛伊德和大多数后来的分析家都接受了这一点。参见
Sigmund Freud, "Neurosis and Psychosis", 以及 "The Loss of Reality in Neurosis and Psychosis", in *General
Psychological Theory*, 185-89, 202-6; 也可参见 *Civilization and Its Discontents*, trans. James Strachey
(New York: Norton, 1962), p. 28. 弗兰兹·亚历山大认为，精神分裂症患者"一厢情愿地创造
自己的幻想、妄想、幻觉，来取代他的现实感知"；Franz Alexander, "A Psychoanalyst Looks
at Contemporary Art", in *Art and Psychoanalysis*, ed. William Philips (Cleveland: World, 1957), p.
358。海因茨·维纳指出，"精神分裂的幻想世界就像孩子的游戏现实一样，具有真实的价值，
不是因为事物看起来是真实的，而是因为强烈的情感将它们带到生活中。" Heinz Werner,
Comparative Psychology of Mental Development, p. 416.

68　Sartre, *Psychology of Imagination*, p. 189.

的世界里，我只能去外交。"[69]

尽管它失去了活力，被孤立了起来，但如果不是因为一种特殊的责任感和伴随而来的焦虑填补了恐惧、悲伤、痛苦和激情的正常来源的离开所留下的空洞，这个唯我论的领域可能几乎是平静的。然而，这个准唯我论宇宙的焦虑是本体论和整体论的。它不是在现实的框架内关注这个或那个问题（我会成功吗？我会被爱吗？），而是一种更苍白和抽象的东西，一种依赖于构成意识的宇宙的脆弱感。本章前面引用的一名精神分裂症患者说："一切似乎都消失在印象中……因为其所是的或其所貌似的似乎总是在改变，并逐渐进入思想和想法，而不是进入现实。"这些经验的威胁来自本体论的框架本身。[70]

尽管这些焦虑听起来可能是抽象的、理智的，甚至是理论上的，但它们可能是强烈的、直接的，而且在经验上是非常真实的。与可以在研究中留下形而上学推测的怀疑论者不同，许多精神分裂症患者生活在具有某种文字性的唯我论视角中，这种唯我论的视角可能通过一种将终极责任与可怕恐惧结合在一起的感觉来表达。"整个世界都在我的脑海中转动。我是轴心。"这是一名精神分裂症患者表达自己在宇宙中心地位的方式。[71] 但这种不可估量的力量感也会对患者产生不利影响，导致所有精神分裂症恐惧中最深刻的恐惧——对世界灾难的妄想。一名紧张症患者解释了为什么她会以一种不舒服的姿势保持数小时不动，手臂抬起并用脚趾站立；她说，为了"阻

50

69 Bleuler, *The Schizophrenic Disorders*, p. 490.

70 患者引自 Meyer and Covi, "Experience of Depersonalization", p. 216。精神分裂症患者的积极情绪也往往缺乏正常的、充满活力的情绪。有人指出，精神分裂症患者的情绪高涨与"真正躁狂的感染性快乐"非常不同；它似乎涉及一种"兴奋"或"狂喜"，而旁观者从其身上看到的却是一种疏离。参见 Max Hamilton, ed., *Fish's Schizophrenia*, 2d ed. (Bristol: Wright, 1976), p. 53。我认为，这种"狂喜"至少在许多情况下源于一种独特的唯我论式体验，这种体验与正常的人类生活形式截然不同。它涉及的是构成世界的感觉，而不是被世界滋养的感觉。

71 引自 Sechehaye, *A New Psychotherapy in Schizophrenia*, p. 147。也可参见 M, 215, 施瑞伯在其中认为，"地球上所有造物的延续"完全取决于他自己（以及他与上帝的特殊关系）。

止世界走向灾难""如果我成功地保持一种完美的静止状态，我将暂停地球的运动，阻止世界走向毁灭"[72]。作为难以想象的力量的囚徒，她似乎害怕放弃自己僵化和被动的超集中的唯我论立场，因为她担心这会扰乱宇宙的运转。[73]

很明显，在任何情况下，无论多么严格地坚持唯我论的立场，都永远无法提供患者渴望的绝对安全的天堂。在接下来的论述中，我们将看到唯我论是如何充满内部矛盾的，以及它是如何不可避免地破坏自身的安全感和权力感的。

---

[72]　引自 ibid., pp. 147-48。

[73]　施瑞伯描述了一种情感状态之间的振荡，这种振荡伴随着一种"神圣奇迹"的准唯我论体验。尽管这种振荡往往被归因于上帝，但事实上，施瑞伯本人也体验过这种情况（正如第2章所解释的，在某种意义上施瑞伯就是上帝）："即使对上帝自己来说，这种情况也充斥着某些邪恶。他对新创造的事物的喜悦只会持续很短的时间，很快就会被焦虑状态所替代。"（M, 196）

51

2

被奴役的君主，被观察的观众

> 人作为一个知识的对象和一个知道的主体，出现在一个模糊的位置上：一个被奴役的君主和一个被观察的观众。
>
> ——米歇尔·福柯，《事物的秩序》

对精神分裂经验的唯我论解读当然可以解释妄想的诸多方面，虽然这些方面往往与传统的糟糕现实检验公式并不一致。然而，对一些读者，尤其是那些与精神分裂症患者有过大量私人接触的读者来说，这种解释可能又有点显得过于简洁，因为困扰他们的往往正是那些为我所忽视的精神分裂症的特征，而这些特征似乎又在某种程度上抵触着唯我论的解读。

不可否认的是，这类患者有时确实会提出各种表现为传统意义上的妄想性论断，而这些论断往往超出了纯粹主观领域中的外部或一致的现实。正常来说，这些论断在客观性或一致性的层面上是可被证伪的。此外，这些患者的经验往往与作为宇宙中心和唯一意识存在的本质唯我论经验直接矛盾。他们并没有感觉到自己的意识是一切的构成基础，而是经常将自己的行为或思想体验为在某种外星人的监督和控制下，或者在某种可能更具包容性的其他心智的存在

52 或占有下，表现得就像精神分裂症的某些"施耐德一级"症状*一样。例如，施瑞伯经常觉得自己是上帝或射线关注的对象，认为射线是上帝的神经；而且奇怪的是，他作为宇宙中心的感觉经常与另一种意识——上帝的意识——存在的感觉相吻合（M，60，215）。这一点在第1章引用的一段话中表现得很明显："我不得不假设，而且我的经验迫使我假设，如果上帝永远与我联结在一起，那么除了那些在我周围的奇迹，地球上的所有造物都终将灭亡。"（M，60）最后，一些精神分裂症患者甚至会觉得，他们自身的意识远非无所不能，而是根本不存在。一名患者说："我没有活着，我无法移动。"他还说："我没有头脑，也没有感情；我从来没有存在过，只是人们认为我存在过而已。"[1]

在本章中，我考察了施瑞伯生活世界的某些方面：首先是考察他的唯我论论断是否以及如何对客观或一致的现实产生影响，然后是考察自我的本质，即他的唯我论世界中隐含着"我－经验"还是缺乏"我－经验"。这些精神分裂的特征不仅对我所提出的唯我论解读来说是成问题的，而且意味着，我们通常用以理解和描述所凭借的某些语言上和概念上的基本区别往往是不充分的，甚至是误导性的。因为在这样一个世界里，一切似乎都可以是"真实的"和"不真实的"，既可以是"内在的"也可以是"外在的"，既可能是"主观的"也可能是"客观的"。但我们该如何把握这种不可能的宇宙？在这种宇宙中，一切似乎都属于自我，但同时可能并不存在这样一个自我去拥有它们。

---

* "施耐德一级"症状最早在施耐德1939年所著的书中出现，到1959年由施耐德正式提出，包括11种症状。施耐德认为，如果能排除器质性精神障碍，一级症状可以成为精神分裂症的诊断依据。这11种症状具体表现为：争论性幻听、评论性幻听、思维鸣响、思维扩散或思维广播、思想被撤走或抽走、思维插入、躯体被动体验、情感被动体验、冲动被动体验、意志或随意行为的被动体验、妄想性知觉。——译者注

1 Karl Jaspers, *General Psychopathology*, trans. J. Hoenig and Marian Hamilton (Chicago: University of Chicago Press, 1963), p. 122.

维特根斯坦再一次先于我们思考了我们在精神分裂症患者看似不可理解的生活形式的核心中所发现的相同悖论。为了证明唯我论的不合逻辑性，他提出了一系列论点，每一个论点都与我们所讨论的存在异常现象相当接近。对那些异常现象来说，那些最初看起来与唯我论解读并不一致的大部分内容，在经过仔细分析后，都是一种唯我论本身所固有的矛盾立场的内在且不可避免的因素。

主观和客观之间的含糊其词

53

在对妄想世界的唯我论解释中，人们可能会认为，像施瑞伯这样的患者其实是将自己限制在一个主观领域——一种隐约呈现在他面前的纯粹经验现实。人们可能会认为，他表现得像一个现象学家，以一种避免任何独立于自己思想的事物本身的方式来对外部现实加括弧；也可能会认为，一个唯我论的患者会避免自己被劝诱改宗。这是因为，如果他所拥有的是一种主观视角，那么在这种感觉中，他怎么可能期望别人抓住它呢？同样，鉴于他所隔离的构成性自我的绝对认识论中心性和独特性，又怎么会存在他人的意识呢？[2]

有时，施瑞伯确实会以这种内部一致或预期的方式行事。的确，在下面的言论中，他看上去几乎就像一名现象学学者，为现实问题加上了括弧：“就像以前讨论超自然事物一样（这与他的妄想经验和信仰的领域相对应），我只能讲述那些我所接收到的印象，只能猜测这些变化在多大程度上是客观事件。我记得在很长一段时间里，似乎有一个较小的太阳。”（M，124）在描述一次奇怪的经历——他听到惊呼他有“好几个头”——时，施瑞伯写道：“我完全意识到这一切对其他人来说是多么魔幻。因此，我并没有断言我所叙述

2　维特根斯坦在《蓝皮书与褐皮书》中写道：“但要注意，重要的是，每一个我对其说这句话（只有我现在看到的才是真正看到的）的人都应该无法理解我。”（BBB，65）

的都是客观现实，我只是在讲述我记忆中作为一种回忆所保留的印象。"（M，86）[3] 此外，他在一些言论中表示，他无意就自己对奇迹和其他超自然现象的信仰进行传教，因为他的"王国"并不属于这个世界，而是在脑海中看到的东西。此外，正如他所说，他的确定性在某种程度上使"其他人对我的想法的真实性或可能性的看法于我而言完全无关紧要"（M，186，301-2）。他解释说，其他人不可能完全理解，因为他们没有和他自己一样的经历。他认为，"那些事情是无法用人类语言来表达的，它们超出了人类的理解"（M，41）。在这些时候，施瑞伯似乎表现出一种几乎维特根斯坦式的对唯我论视角的私人性和不可言说性的理解。这种视角仅仅是一种断言，或者是一种无法以任何逻辑或公共方式证明其合理性的情绪。[4]

但在其他时候，施瑞伯又走了不同的路子，就像被不可抗拒地从私人空间中拉了出来，走向了一个一致的客观世界。当他以"我比没有得到神启的人更接近真相"（M，41）这句话开始书写《回忆录》时，他试图对一个其他人可能会接受的客观真相做出断言。正如我们在上文看到的，当他看到太阳光布满大部分天空的时候，他最初希望能与服务员 M 一起分享这一场景。此外，施瑞伯想让其他人相信，在黄蜂奇迹中，昆虫确实围绕在他周围，而不是在其他地方。关于这一"自发生成"的"神圣奇迹"，他说："我的目的是向读者表明，

3　上述两段的德语原文为："Ich muss mich dabei auf Mitteilung der von mir empfangenen Eindrücke beschränken und kann hin- sichtlich der Frage, urn welche objektiven Vorgünge es sich bei jenen Veründerungen gehandelt hat, hochstens Vermutungen wagen.... Ercheinung kleinere Sonne" (M, orig. 135). "Ich bin mir wohl bewusst, wie phantastisch alles Derartige für andere Menschen klingen muss; ich gehe demnach auch nicht soweit zu behaupten, dass alles darüber Erzählte objektive Wirklichkeit gewesen ist; ich referiere nur, welche Eindrücke als Erinnerungen noch in meinem Gedüchtnisse haften" (M, orig, 73).

4　维特根斯坦说："因此，当我说出'只有我真正看到'这句话时，……错误之处在于，我认为我可以证明这个符号的选择是合理的。"（BBB，66）另外两名精神分裂症患者的陈述表明，他们与客观世界或共同世界有着类似的分离感："现在一切都是现实，但局外人永远无法证明这一点，只能相信。"引自 Heinz Werner, *Comparative Psychology of Mental Development* (New York: International Universities Press, 1957), p. 417。

我不仅仅是在处理一个可怜的精神病患者的幻想中的空洞虚构。"
（M，183-86）在另一段中，他写道："庇护所的负责人毫不怀疑，
在这些论述中，我不仅在追求个人利益，而且在追求科学利益。""我
相信我已经提供了证据——这一定会引起严肃的人的严重怀疑，即
迄今为止被归因于幻觉和妄想的东西毕竟不是现实。因此，我对它
们神奇本质的全部信念以及我对我个人和身体上的现象的解释也不
是建立在真理的基础之上的。"（M，206，207）

在《回忆录》中，施瑞伯讨论了上帝和超越"世界秩序"的本质，
他描述了一个由神经、射线和精神组成的复杂宇宙，这可能也会得
到他的读者的认可。事实上，写《回忆录》的目的是通过告诉他人"当
宗教经验被普遍认为有效时，它们将在其他人类中发挥最大可能的
作用"（M，33，155n），来"进一步了解宗教这一重要领域的真相"。
"总有一天，"他写道，"其他人也必须承认，我个人已经成为神
圣奇迹的中心。"（M，192）此外，"如果通过我的个人命运，……
纯粹的唯物主义和模糊的泛神论的基础将被彻底废除，那么人类将
获得什么样的不可估量的收益，这几乎已经无须说明"（M，79）。

因此，施瑞伯的观点似乎涉及两种矛盾的态度，或者至少是一
种持续的含糊其词：一种态度是他接受自己观点本质上的内在性和
私人性，另一种态度则是他认为这些观点具有某种客观性和潜在的
一致性。这种二元性并非施瑞伯所独有：许多精神分裂症患者似乎
普遍意识到自身观点的内在性，但他们也认为自己的妄想是一种对
真相的揭露。在某种意义上，他们认为这些妄想既是客观的，又是
公共的。[5] 从表面上看，这似乎与我的解释相矛盾：声称妄想具有
一种真理价值的倾向似乎与我所批评的糟糕的现实检验公式一致；而
在唯我论的视角和糟糕的现实检验之间的转换又似乎表明了他们对

55

---

5 关于私人领域和公共领域之间这种振荡的一个明确例子，参见蕾妮对于她对世界即将被摧
毁的恐惧的描述；Marguerite Sechehaye ed., *Autobiography of a Schizophrenic Girl* (New York: New
American Library, 1970), p. 27。

这种矛盾态度的宽容，这是一种原始思维方式的特征。然而，维特根斯坦的思索可以提供另一种方式来看待唯我论模式的这种偏差或含糊其词——不是将其解释为一种唯我论的矛盾，而是对唯我论本身固有的自我反驳性质的一种演绎。[6]

维特根斯坦表明，一个唯我论者不可避免地会在两种声称世界就是他自身的方式上含糊其词。他指出，如果唯我论者以一种绝对的一致性和视觉上的自我去指涉经验世界——例如维特根斯坦的"视觉房间"或"视觉火炉"——那么一个人就必须认识到他所声称的"世界就是我的世界"的空洞性。因为说"我所看到的房间"只有我才能看到是一种同义反复，即维特根斯坦所说的只是一种语法上的动作。当我们把"视觉房间"想象成某种程度上类似于一个真实的房间时，这样的说法才显得有意义，甚至变得深刻起来。只有当我们（错误地）想象事情可能会有所不同时——"视觉房间"，我的视觉房间，就像一个物理房间一样，可能并不属于我，这样才能够伪装成一种陈述的重言式。用维特根斯坦的话说：

56 　　"至少只有我拥有这个。"——这句话是什么意思？它毫无用处——难道不能再加一句："这里不存在'看见'的问题，因此也不存在'拥有'的问题——不存在主体的问题，因此也不存在'我'的问题"？我难道不可以问：从什么意义上可以说，你拥有你所说的东西，并说只有你拥有它？你拥有它吗……这一点也很清楚：如果你从逻辑上排除了别人所拥有的东西，那么说你拥有它也就失去了意义。（PI，§398）

6　正如引言所说，我承认一些精神分裂性妄想症的确可能符合糟糕的现实检验公式。因此，我并不认为所有表面上偏离唯我论模式的行为都必然是唯我论的内在矛盾的表现。然而，这些糟糕的现实检验中的许多例子可能牵涉受怪怖特殊性体验的感知特性影响的妄想（第3章中的描述），这意味着他们确实有着与准唯我论一致的共同点：对孤立、退缩和过度集中的态度的依赖。

在其他地方，他写道："如果一个唯我论者说他有别人没有的东西，那他是荒谬的。"（L，15-16）

维特根斯坦通过考察"这里"、"我"和"这个"等词的语法提出了这一观点。这些词对唯我论者的视角来说至关重要，因为如果没有它们，他就无法表达他那些令人可疑的观点（PI，§410）。这些词在语言学中被称为索引词或移位词，通常被认为是专有名称的同义词，尽管事实上它们是完全不同的。因此，声称"这个房间是我的房间"或"宇宙的中心在这里"的唯我论者认为，他是在按照"餐厅是我的房间"或"宇宙的中心在好莱坞和葡萄园"的顺序进行经验性陈述。但"这里"与"好莱坞和葡萄园"不同，因为"这里"的指称缺乏独立的锚定点，并且会随着说话者的变化而变化。在使用这样一个索引词时，唯我论者似乎只是在做出一个论断。但事实上，他的陈述是空洞的，只是一种"这里就是这里"的陈述。如果我们借用维特根斯坦的一个隐喻来形容这种形而上学论断的无效性的话，可以说，唯我论者就像一个试图测量自己身高的人，不是通过使用独立的参考系统，而是通过将自己的手放在头顶来测量自己的身高。

施瑞伯正是犯了这个错误，正如他所说，"这里发生的一切都是关于我的"（M，197），这是他偏执夸大感的一个重要来源。[7]因此，他觉得自己发现了一个令人惊讶的经验事实，即经验只发生在这里，而事实上，他的经验原则上不可能发生在其他地方。施瑞伯写道："看到（Sehvermögen）绝对不可能……仅仅局限于我的个人和周围环境。"（M，232）"我再也不能怀疑所谓的'玩弄人类'（奇迹的效果）仅限于我自己和彼时构成我眼前环境的任何

57

7　"dass alles, was geschieht, auf mich bezogen wird" (M, orig, 262).

东西。"（M，32）[8]他对这一"发现"的证明是一种奇怪的循环，就像维特根斯坦所描述的那样。这可以从下面的段落中看出，在这段文字中，施瑞伯似乎在表明，从本质上讲，奇迹只发生在这里的证据是，它们只发生在这里：

> 在任何情况下，奇迹只发生在我的身上或我的周围。在过去的几天里，我再次收到了这方面的惊人证据，我认为这一点值得一提……第二天下午，当我坐在埃本海特邻村客栈的花园里时，在我面前奇迹般地出现了几只飞舞的蚊子；它们又一次只出现在我周围。（M，233）[9]

我们已经看到，像黄蜂奇迹这样的经验事件从本质上来说是施瑞伯感到"这只黄蜂是我的黄蜂"（也就是说，黄蜂只出现在我面前）的唯我论情绪高涨的时刻。因此，这样的经验只发生在这里也就不足为奇了；毕竟，这不是一个发生在这里的偶然特征，而是一个必要特征。请注意施瑞伯的话"我的周围"中所隐含的模糊之处：尽管他可能认为他指的是一个可以被客观定义的地方（例如，"在长椅旁"，而不是"在花园的墙上"），但实际上"我的周围"的意思更像是"我碰巧看到的地方"。

因为与哲学史上的唯我论者一样，施瑞伯并没有认识到这一事实，所以真正的陈词滥调（"这里是这里"）以一种启示般的力量袭击了他。他感到自己发现了一些实质的非凡的东西，但事实上，

8　"für keineswegs ausgeschlossen mochte ich es aber halten, dass das damit verbundene Sehvermogen ... ausschliesslich nach meiner Person gegebenen Richtung eben auf dasjenige, was mit mir und in meiner unmit-telbaren Nühe geschieht sich beschränkt" (M, orig, 322). "die sogennnte 'Menschenspielerei' (die wundermüssige Einwirkung) sich auf mich und meine jeweilige nüchste Umgebung beschränkt" (M, orig, iv-v).

9　"in entsprechender Weise wiederholt einzelne spielende Mücken vor meinem Gesicht gewundert und auch diesmal nur in meiner unmittelbaren Nühe" (M, orig, 324).

他只是对经验采取了某种态度和某种相关的说话方式。维特根斯坦分别称之为"看待事物的新方式"和"语法动作"。因此，维特根斯坦对这种常见的哲学错误形式的分析似乎正巧切中要害。简单地用"视觉黄蜂"来代替《哲学研究》中的"视觉房间"，你就可以描述和解构施瑞伯的"奇迹"世界：

> "视觉房间"看起来像是一个发现，但它的发现者真正发现的是一种新的说话方式，一种全新的比较；它甚至可以被称为一种全新的感觉。 58
>
> 你有了一个全新的概念，并将其解释为看到一个全新的对象。你将自己所做的语法动作解释为你正在观察的某种准物理现象。（举个例子："感知数据是构成宇宙的材料吗？"）
>
> 但我的"你做出了一种'语法'动作"这个说法并不是毫无缺陷的。你主要发现的是一种看待事物的新方式。就像你发明了一种新的绘画方式；或者一段新的节拍，或者一首新的歌曲。（PI，§ 400-401）

维特根斯坦分析中的一个隐含观点是，要想将唯我论的视角看作一种启示，就必须有超越严格一致的唯我论的冲动。只有当一个人通过一种连自己都看不见的传说，偷偷进入正常生活形式的概念框架时——在这个领域里，谈论属于一个人的（客观）房间是有意义的，他的唯我论才会显得强大，让人认真对待。唯我论和所谓的自然态度之间的平衡被证明是一种准唯我论的特有现象。因此，对于施瑞伯在纯粹主观的启示感与似乎包含关于共识和客观世界的含义之间摇摆不定，我们不应该感到惊讶。

实现维特根斯坦所说的真理，就是消解唯我论视角中固有的启示感。但维特根斯坦的分析也表明，将这种自我中心感看作启示的唯我论者必然会陷入一种自相矛盾的尝试：通过向他人传达他的唯我论见解，就像它与他人的意识联系在一起；通过宣称他拥有这个世界的矛盾所有权，这个世界在客观与主观之间摇摆不定；他试图超越这种自我中心感。因此，唯我论者被驱使着去追逐那些他永远无法拥有的东西，试图在一致性的世界中得到认可，而这恰恰削弱了他看似自给自足的能力。这种尝试本身就具有一种双重不可能性，因为原则上，他人不会承认这一启示；即使他们承认，他们的承认也与启示的本质是矛盾的。

然而，正如我们所看到的，唯我论者仍然试图去沟通和说服他人。例如，施瑞伯写道，他想摧毁"纯粹的唯物主义"和"模糊的泛神论"，好为真正的世界秩序让路（M，79）——我们必须假设，这一野心意味着他想要公开他在（私人）唯我论视角中所看到的真相。施瑞伯的《回忆录》以其独特的怀疑与确信、自信与传教热情的结合，展现了一种矛盾的渴望，而这种渴望正是疯狂妄想世界的核心。事实上，正如施瑞伯在引言中告诉我们的那样，写《回忆录》的行为往往是为了与读者沟通，并向读者证明自闭症世界核心的根本矛盾和潜在脆弱性的根源。[10]

作为全部的自我，作为虚无的自我：施瑞伯的经验

我现在转向施瑞伯生活世界的第二个特征，它似乎与我的唯我论解释相冲突，将我们带到了施瑞伯的紊乱的自我经验的核心。人们通常认为，唯我论的核心观点是，自我是那些被宣称为全部的经验的中心或所有者。用哲学家 P. M. S. 哈克（P. M. S. Hacker）的话来

---

10 有人可能会争辩说，（与施瑞伯不同的是，）一个自闭的唯我论者只为自己写作。也就是说，他不打算交流，而只想表达。然而，即使在这种情况下，维特根斯坦也可能认为，由于语言本质上是一种社会现象（参见他对私人语言概念的著名反驳），使用语言必然至少涉及对他人存在的某种接受。

说，"如果我们遵从唯我论的观点，那么除了自我和自我的精神状态，没有任何东西存在"[11]。这里隐含的一个观点是对生活世界的某种主体化——正如我们所看到的，施瑞伯的世界确实具有这种品质。但也有另一个含义：唯我论者有一个经验自我，而施瑞伯是否有这种感觉，我们并不总是清楚。

有些读者可能已经注意到，施瑞伯的说话方式中有一个奇怪的迹象，即他偶尔会觉得或相信他所体验到的主观世界并不属于他本人。例如，当他说"我被表征为一个女人"时，似乎有一种暗示，即将他解释为（将他看作）女性的要么属于其他存在或意识中心，要么根本不属于任何人。在某一点上，施瑞伯明确描述了两种形式的主观化——他称之为奇迹，这两种形式因描绘或表征的人而不同。在第一种奇迹中，描绘就像一种自我的行为。施瑞伯称之为"逆转的奇迹"："就像射线把它们想看到的照片投射到我的神经上一样，尤其是在梦中，我也可以把我想让他们看到的射线制作成照片"（M，181）。但在另一种（显然是标准的）奇迹中，描绘发生在远处，是上帝、"有个人"或射线所做的一种行为，这些射线为了自己的目的操纵他的神经介质。第二种奇迹是一种主观化和外部性的奇怪结合，这似乎与唯我论并不一致。尽管女性化或其他画面在某种程度上发生在心灵之眼中，但显然并没有发生在我的心灵之眼中。

60

这一双重暗示在以下两段中清晰可见。我们详细摘录了这两段，请读者仔细阅读。在这两段中，我们发现了《回忆录》中关于施瑞伯唯我论实现的最明显的普遍性陈述——被表述为"看到"或意识——仅限于施瑞伯自己的近邻。但它们也包含了施瑞伯明显矛盾的猜测，即似乎他的经验可能真的属于另一个存在：上帝或"有个人"（后者是如此不具体，以至于可能根本就没有具体的存在）。精神

---

11 P. M. S. Hacker, *Insight and Illusion: Wittgenstein on Philosophy and the Metaphysics of Experience* (London: Oxford University Press, 1972), p. 186.

分裂症世界中特有的怪怖特质和逻辑上的不可能性在这些段落中显而易见。在阅读它们的过程中，我们走近了黑暗之心，而这正是精神分裂症不可理解的核心：

> 既然上帝与我进行了单独的神经接触，而我成为他唯一感兴趣的人，那么一个非常重要的问题就出现了：他的视听能力是否仅限于我个人和我周遭所发生的事情。我还不敢回答这个问题，但未来的经验很可能会给我提供可靠的指示，让我对这个问题做出积极或消极的回答。毫无疑问，太阳发出的光和热现在和以前一样传播到整个地球；但这绝不是不可能的，这是一种射线的能力（这是上帝的全部神经），它局限于我个人和周围的环境——就像 1870 年战争后的多年以来，法国外交政策的说法一样，他们盯着孚日山脉的缺口，好像被催眠了。……在任何情况下，奇迹只发生在我的身上或我的周遭。（M，232-33）

> 我可以简单地指出这一点：所发生的一切都是关于我的……由于上帝只与我进行神经接触，我在某种程度上成为上帝唯一的人，或者说只是一个被一切事物围绕着的人，所发生的每件事都与他相关。因此，从他自己的角度来看，他也必须将所有事情与他自己联系起来。

> 这是一个完全荒谬的概念，起初我并不理解这一点。但经过多年的经验，我不得不承认这是一个事实，并且在每一个时机和场合中都会表现得很明显。例如，当我阅读一本书或一份报纸时，人们会认为其中的想法来自我自己；当我用钢琴演奏一首歌曲或一出歌剧时，人们会认为这首歌曲或歌剧的文本表达了我自己的

61

感受。（M，197）[12]

　　施瑞伯通常会说"有个人"希望或感知到某一特殊现象，或者用被动语态来描述自己的想法、感知或感受。《回忆录》的译者认为，像"有人觉得我"或"据说我"这样的表达表明了施瑞伯对自己的一些基本困惑，因而不能被草率地翻译（M，27）。在这种表达方式中，似乎确实有一种双重的、矛盾的暗示。例如，上面引用的第二段中，既暗示着施瑞伯自己的经验是全部的存在（即所有的想法和感受都是他自己的），也暗示着他的经验在某些关键方面并不真正属于他，因为"有个人"觉察到这些是施瑞伯的经验。在其他段落中，通常是被动语态（例如，"我被表征为一个女人"），这些经验根本没有归因于任何人，甚至没有归因到"有个人"身上，即那个最模糊的存在。

　　一方面，施瑞伯似乎觉得自己是宇宙的意识中心，是所有经验的拥有者和起源；另一方面，可以肯定的是，他自己的经验，那些拥有自己的感觉、感受和想法的感觉，本身就是属于"有个人"的，而不是属于施瑞伯本人，或者根本不属于任何人。同样值得注意的是，上面引用的第二段中的一句话暗示了一种重言式，指涉的是"从他自己的角度来看（von seinem Standpunkte），他也必须将所有事情与他自己联系起来"的人。施瑞伯的措辞至少暗示了一种隐含的意识，即中心感只与他自己有关，而与客观或一致的世界无关，就像他经历到，甚至认识到他唯我论立场的循环或重言式方面。[13]

62

12　第一段中一个关键句子的原文已经给出（参见本章注释8）。关于第二段的部分内容，原文如下："Nachdem Gott zu mir in ausschliesslichen Nervenanhang getreten ist, bin ich fur Gott in gewissem Sinn der Mensch schlechthin oder der einzige Mensch geworden, urn den sich alles dreht, auf den alles, was geschieht, bezogen werden müsse und der also auch von seinem Standpunkte aile Dinge auf sich selbst beziehen solle. ... Wenn ich z. B. ein Buch oder eine Zeitung lese, so meint man, dass die darin enthaltenen Gedanken meine eigenen Gedanken seien"（M, orig, 262-63）。

13　参见本章"论矛盾"一节中的类似例子："我的优越感……可以从最相对的意义上理解。"（M，155）

施瑞伯的幻听或准幻觉还表现为否认或人格解体等类似特征（精神分裂症谱系中的许多精神病患者就是这样）。在这种经验中，施瑞伯往往听到的是他自己的想法，就像这些想法是被大声说出来的一样。但他听到的这些想法不仅是由外部声音说出的，而且这些声音经常表现为一种奇怪的、非个人的、疏离的腔调，似乎暗示着这些思想既不受任何可识别的存在的控制，也不被任何可识别的存在所拥有：例如，"据说我""淫乐被希望已经达到了一定程度"（M，27，236）。[14] 精神分裂样和精神分裂症患者放弃将第一人称作为主体或行为者，转而使用更非个人化的语言，这一情形并不罕见（"想法出现的是"）。[15]

准唯我论和控制感的丧失或拥有自己的行动和经验的感觉共存，这在《回忆录》中的一段话里尤为明显："每当一只蝴蝶出现时，我的目光首先指向它，仿佛那一刻它是一个新创造的存在。然后，'蝴蝶已经被记录下来了'这几个词通过声音进入我的神经；这表明有人认为我可能再也认不出蝴蝶了，因此就有人过来检查我，看看我是否还知道'蝴蝶'这个词的含义。"（M，188）[16] 施瑞伯似乎感到对象的世界取决于他（新创造的或"奇迹般出现的"蝴蝶只为他而存在），同时他感觉到自己的意识是一枚棋子，是另一种思想的检查对象，即引导他凝视并审视他，以确定他是否仍然知道"蝴蝶"这个词的含义中的"有个人"。像许多精神分裂症患者一样，施瑞伯将全能感与可怜的臣服感和无力感结合在一起。他自己的意识扮演着两个看似不相容的角色：因为他体验到自己的心灵是宇宙

63

14　"Hoffen doch, dass die Wollust einen Grad erreicht" (M, orig, 329).

15　第 1 章中引用的病人乔纳森·朗经常这样说话。玛利亚·洛仑兹曾评论过这种倾向；参见 Maria Lorenz, "Expressive Behavior and Language Patterns," *Psychiatry* 18 (1955), 362。谢尔顿·巴赫将其描述为"自恋意识状态"的一部分；参见 Sheldon Bach, "On the Narcissistic State of Consciousness," *International Journal of Psychoanalysis* 58 (1977), 220.

16　"'Schmetterling-fand Aufnahme,' d. h. man hat es für möglich gehalten, dass ich nicht mehr wisse, was ein Schmetterling sei" (M, orig, 246).

旋转的中心，是宇宙所依赖的不可或缺的组成者，就像他是一个不为所动的原动力，但他也感受到自己的经验被限制和约束着，就像被某个遥远的、不断后退的另一个心灵设想和操纵着（甚至可能被它构造着）。因此，"看见"作为一种存在的源泉，只发生在"这里"，施瑞伯的奇思妙想控制着天气（尽管只是在心灵之眼中；M，181）；但同时，施瑞伯完全被奴役了，不仅他本人存在于"有个人"的不断审视下，而且他的目光在非意愿的情况下被指向了那些只为他存在的昆虫。

类似的含糊其词也反映在施瑞伯与上帝的奇怪关系中，这也许是我们对《回忆录》的中心关切所在。一方面，施瑞伯感觉与上帝和上帝的觉知很亲密："上帝通过我的神经的吸引力与我的个人密不可分。在过去的一段时间里，这种吸引力已经变得不可避免；上帝不可能在我的余生中把他自己从我的神经中解放出来。"（M，209）同样相关的还有施瑞伯在另一段里的描述，即上帝的"看见"被限制在施瑞伯自己的周围。施瑞伯将上帝的限制比作一种被动的迷恋：他说，这就像法国人"盯着孚日山脉的缺口，好像被催眠了"一样（从而没有注意到他们关注的焦点之外的东西）。在这里，上帝的态度或意识模式似乎与施瑞伯本人惊人地相似：上帝和施瑞伯一样，采取或陷入了一种被动的高度集中的立场——根据维特根斯坦的说法，这种态度很可能是构成世界的唯我论经验的基础。对上帝和施瑞伯来说，觉知都被认为是受到限制的，但这种限制与作为一种半神意识的感受有关。在施瑞伯的视角中，上帝通常等同于觉知，一种使世界充满活力的觉知。同样真实的是，上帝的所有意识，他所知道的一切，都来自施瑞伯本人。施瑞伯说，他是唯一有意识的人，也是上帝能够知道的渠道："这是一种射线的能力（这是上帝的全部神经），它局限于我个人和周围的环境。"其含义似乎不言而喻：上帝不仅必须自己是一个唯我论者，而且从某种意义上说，施瑞伯 64

和上帝是一体的。

然而，还有一个事实是，施瑞伯也确实将上帝看作一种异类，作为一个代表纯粹的他者本质的存在。施瑞伯称他为"遥远的上帝"，并报告说，上帝的神圣代表被称作"我是遥远的（Entferten，der ich bin）"。上帝是一个"隐退到遥远的地方"的人，然而，他继续在那个地方监控着施瑞伯的经验（M，160n，191）。施瑞伯认为，正是这位上帝通过施瑞伯自己的眼睛看着世界。人们只能由此得出结论，施瑞伯体验到的归属感，至少在某些时候不是属于他自己，而是属于某个疏离的遥远的存在。他关于上帝的"我是遥远的"概念体现了这种奇怪的矛盾：这种既存在又不存在的意识构成了宇宙的中心。顺带一提，除了将上帝意识与自身意识进行密切认同，施瑞伯还倾向于将世界本身体验为上帝意识的显现——"我不敢确定能否简单地说上帝和天体是一体的……是否可以将太阳和恒星的光比喻为上帝的眼睛"（M，46-47）——我们在其中抓住了一个更极端的含义：整个世界不仅依赖于他自己，而且显现了他自身的存在，就像所有人都是由施瑞伯－物质组成的。

在《回忆录》中，上帝的矛盾特质有时表现在会采用传统的神学概念或说话方式，并以某种合适的方式表达出来。比如施瑞伯警告说，他所体验到的上帝不应该被认为"在空间上受到像人类一样的身体的限制，但人们必须把他想象成多合一或一合多"（M，160n）。尽管如此，施瑞伯经常被他关于自己的中心地位与他同上帝的特殊关系的说法中明显的矛盾性和可能产生的渎神所困扰。例如，他想知道，如果上帝真的如此充分地依赖他所拥有的知识，那么他怎么会成为上帝，一个全能的、全知的人，以及所有人类的创造者（M，220-21）。但在其他地方，他写道，"一个施瑞伯的灵魂或多或少"似乎对上帝的存在并不重要，因为"一个人感到自己拥有巨大的力量，以至于是否会对上帝构成危险的可能性没有被考虑

65

在内"（M，58）。尽管如此，施瑞伯还是忍不住质疑上帝过度自信：上帝的存在似乎与施瑞伯自身的存在紧密相连，以至于施瑞伯不得不问自己："如果我可以这样表达的话，成为上帝会是什么样子，我应该死吗？"（M，213）

尽管这样的讨论听起来很玄妙，也很折磨人，但它涉及许多精神分裂症患者的经验的一个非常真实和核心的特征。这种神秘而不安的存在形式的一个最显著特征是，在看似对立的感觉之间有一种奇怪的含糊其词或摇摆不定——一方面是绝对的中心感和全知感，体验到无限的权力和自身的重要性；另一方面是体验到自身近乎不存在的无限渺小感、软弱感或不重要的感觉。"我觉得自己没有名字，不像个人，"一名患者说，"我的目光像尸体一样凝固着，我的思想变得模糊和笼统，像一个虚无或绝对的人。"[17]

这种摇摆不定也可以用空间或实体的术语来表达。施瑞伯有时感觉到他的边界延伸到宇宙的尽头："似乎从我身上提取的神经被串在整个天堂的拱顶上。"（M，109）但他也觉得自己很渺小，迷失在浩瀚的太空中，几乎不存在。赫伯特·罗森菲尔德的一名患者体验到自己的起伏，有时像气球一样膨胀到正常大小的许多倍，有时缩小到巨大气球中心的一个小点。[18]诗人兼戏剧大师安东尼·阿尔托患有精神分裂症，他用一些更抽象的术语表达了一段相关的经历。在一些人看来，他的话可能显得晦涩难懂，但这正是精神分裂症话语所特有的内容贫乏的表现。但是，那些在结束本章后回到以下引文的人可能会觉得，阿尔托实际上是在对这种本质上的认识论摇摆的真实本质进行相当字面和精确的描述："就像生命一样，就像自然一样，思想在从外到内之前先由内至外。我开始在虚空中思考，

17　Jaspers, *General Psychopathology*, p. 122.

18　Herbert A. Rosenfeld, "Analysis of a Schizophrenic State with Depersonalization," in Rosenfeld, *Psychotic States: A Psychoanalytical Approach* (London: Maresfield Reprints, 1965, 1982), pp. 13-33.

66　并从虚空中走向充盈；当我抵达充盈时，我就可以回到虚空中。我从抽象走向具体，而不是从具体走向抽象。"[19]

尽管这看起来很矛盾，但这两种经验——作为全部的自我，作为虚无的自我——甚至可以同时存在。我的一名患者在紧张症发作的时期，有过摘下自己的头，沿着巨大的气管通道走下去的体验。他在那里四处走动，同时检查由自己的内脏组成的新宇宙。因此，他自己既是一个周延广阔的宇宙，又是被这个宇宙渺小化的观察者。此外，在这段体验中，世界呈现出一种奇怪的不真实的品质，一种隐含着主观化的不真实品质。他说，好像所有的东西都不是由真实的事物组成的，而是由一些透明的物质组成的，就像建筑师的图纸上所画的一样。

在说世界看起来像一套透明的蓝图或副本后，这名患者提出了自我矛盾感的另一个方面，他感觉自己就是一台制作这些副本的复印机。这幅图像表明，他将自己体验为一个矛盾的存在——一种意识机器，虽然缺乏意志控制，但仍然能够创造和构成宇宙。这里的悖论让人想起了施瑞伯被凝视的感觉，他的目光（似乎超出了他自己的控制）转向了"奇迹般升起"的蝴蝶。这样一个活生生的世界可能被描述为一种唯我论的隧道视觉：患者将自己的意识体验为构成世界本身，同时将其体验为世界中的一个经验事实，一条容量有限的通道与一个可观察和控制的对象（复印机）。他被困在一条光明的隧道里，这条隧道既让人感觉到，又让人感觉不到。[20]

这些体验以各种方式反映了自我的丧失或削弱，这似乎与我一直强调的主观化相矛盾。然而，这种自我的缺失或削弱在精神分裂

19　Antonio Artaud, *Antonin Artaud: Selected Writings*, ed. Susan Sontag (New York: Farrar, Straus and Giroux, 1976), p. 362.

20　类似的悖论也包含在被称为"影响机器错觉"的其他变体中，这是精神分裂症的典型症状。例如，参见维克多·陶斯克在《论精神分裂症中"影响机器"的起源》里介绍的娜塔莉亚（Natalija）的案例。对该案例的讨论，参见 Louis A. Sass, *Madness and Modernism* (New York: Basic Books, 1992), pp. 331-33。

症和主观化中一样常见。事实上，在许多情况下，这两种体验甚至
同时存在。但这怎么可能呢？自我怎么可能既是一切又是不存在的
呢？在同一个患者身上，甚至在同一时刻，自我是如何既成为宇宙
的强大基础，又作为一个事实存在于世界上的呢？我们在这里面临　67
的是一个完全不可理解的例子，还是有可能对这种矛盾两相结合的
情况有一些理解？维特根斯坦对唯我论的分析再次为我们提供了帮
助。通过他的分析，我们可以看到这种奇怪的自我迷失：这是唯我
论自身的独特内在逻辑所固有的甚至可预测的结果。[21]

作为全部的自我，作为虚无的自我：维特根斯坦的分析

　　根据维特根斯坦的观点，唯我论立场本身就有一种自我矛盾的
倾向，倾向于破坏最初似乎是其最基本前提的东西。唯我论者首先
相信，他自身经验的深刻真实性证明了他在宇宙中的角色的中心地
位："无论任何东西被看到（真正被看到），那都是我所看到的"，
这是维特根斯坦对这一认识的表述（BBB，61）。唯我论者似乎指出
了他私人世界的生动性，从而得出了关于他自己的特权和重要地位
的结论。可以说，他拥有了这些经验，并使它们成为可能。僵硬的
凝视给我的感觉是，只有我当下的经验才是真实的。"无论如何，
只有我有这个"（PI，§398）的确定性导致了一种感觉，即"我站
在一个有利的位置，我是世界的中心"（NFL，299n），或者"我是
生命的容器"（BBB，65）。正如叔本华——他是青年维特根斯坦的
唯我论的灵感来源——所说，"知识主体之外的整个自然，以及所
有剩余的个体，[似乎]只存在于他的表征中；……他意识到它们总
只是他的表征，而且只是间接的，是依赖于他自身内在存在和实存

21　对这一系列矛盾的描述，参见 Sass, *Madness and Modernism*, pp. 324-27。

的东西"[22]。

但是，维特根斯坦认为，如果唯我论者诚实且忠实于他的原则，他很快就会意识到这一推论中的矛盾。根据唯我论者的说法，如果他仔细审视自己的体验，这些体验就是存在的全部——他必须承认，他并没有在那里发现自己。"'当然，'我想说，'坦率来讲，我必须说我有一些无人拥有的东西。'——但我是谁呢？"（NFL，283）内部一致的唯我论只能在经验中找到经验的所有者，但那并不是唯我论者想要断言其存在的那种认识论上的或构成性的所有者。维特根斯坦的一段稍显困难的文字表达了这一点："想象一幅风景画，一幅想象中的风景画，里面有一间房子。——有人问'那是谁的房子？'——顺便说一句，答案可能是'它属于坐在它前面长椅上的农民'。"（PI，§398）但如果有人给出这样的答案，那么这间房子就不可能是一间"视觉房子"，因为农民不具有我们所讨论的（视觉）体验，而是居住在其中。农民并不会拥有或构成一间"视觉房子"，因为他存在于它旁边，和它在同一个现实平面内。其中的含义是，即使一个人确实在自己的体验中看到了自己，处于现象场中的自我也只能作为一个对象而存在，而不是作为唯我论者所渴望的全能的构成主体性而存在。维特根斯坦写道："有人也可能会说，视觉房子的所有者肯定与视觉房子有着同样的性质；但我们既不能在房子里找到他，也无法在房子外找到他。"（PI，§399）

似乎无论唯我论者在哪里寻找，他都只能找到特殊的经验对象——视觉图像、动觉等。然而，这些都是对象，而不是自我的标志。它们身上没有任何可识别的标记（像字母组合一样），将自身标记为一个所有者。正如维特根斯坦所说，"如果有人要求我描述我所

---

22 Arthur Schopenhauer, *The World as Will and Representation*, trans. E. F. J. Payne (New York: Dover, 1966), vol. I , p. 332.

看到的，我就会描述那些被看到的"[23]（NFL，308）。在这种经验中，无法在任何地方找到作为主体的自我，即所谓的经验所有者。因此，似乎没有证据表明自己在奠定世界基础方面的重要作用，把自己理解为一个独特的自我。为了表达这一点，叔本华使用了一个图像——维特根斯坦后来对此进行了呼应：他将"我"比作"意识中的暗点"，"就像视神经在视网膜上的精确进入点是盲目的……眼睛看到的是除了自己的一切"[24]。

因此，维特根斯坦认为，根据唯我论自身的内在逻辑（"世界就是我的世界"），它的常见而不成熟的形式是一种"当前没有所有权的唯我论"——一种"无论何时看到的任何东西，都是这个东西被看到"的立场。事实证明，一个人所体验到的不可否认的现实并不能肯定自身的存在。或者，正如维特根斯坦所说，"一个人的想法不会进入（视觉领域的）描述，就像（身体上的）眼睛不会进入对所见事物的描述一样"（L，13）。"因为如果世界是一种观念的话，它就不是任何人的观念"（NFL，297）。维特根斯坦也坚持认为，与胡塞尔这样的哲学家可能会声称的相反，没有证据表明任何非个人的、先验的自我或中心构成了世界，因为只存在一个被体验过的世界，而没有其他任何证据。因此，"我"这一表达可以在原始经验中被消除：我们应该说的是"它认为"，就像"它下雨了"，而不是"我认为"（L，13-14）。[25]

人们可能仍然声称作为主体的自我是存在的，但与经验对象的存在方式不同，即"主体不是世界的一部分，而是世界存在的前提"

69

23　相关讨论，参见 Hacker, *Insight and Illusion*, p. 204；也可参见 p. 59。哈克指出了与休谟关于"自我在经验中的不可计数性"的论点的相似之处。

24　Schopenhauer, *The World as Will and Representation*, vol. 2, p. 491. 维特根斯坦在其早期著作《逻辑哲学论》中将主体和他的世界的关系与眼睛及其视野的关系进行了比较，指出"你真的看不到眼睛"（TLP，§5.633）；例如，参见 BBB，72。

25　我在这里和接下来的几页中的许多地方的讨论都归功于 P. M. S. 哈克在《洞察与幻觉》（*Insight and Illusion*）中对维特根斯坦的唯我论批判的处理（例如，参见该书第 64、189、213 页）。

（NB，79）。但是，对一个专注于审视超觉知的唯我论者来说，这种立场是矛盾的，他会坚持认为所有以直接和几乎具体的方式出现的先验事物的不真实性。人们或许会承认他心的存在，因为它们是一种对可观察事实的预设（比如面部表情和表达或暗示说话者经验的句子）。然而，对一个严格的、超审查的唯我论者来说，他无法假设自我的存在，而只能假设直接观察到的东西的存在，即经验。

正如维特根斯坦在《逻辑哲学论》中的一句名言所说，矛盾的结果是，"当唯我论的含义被严格遵循时，它就与纯粹的现实主义相一致。唯我论的自我收缩到一个无法延伸的点，并保持着与之协调的现实"（§5.64）。主体性被推到它的外部极限，坍塌成了客观性，最终以一种缺乏纳西索斯的自恋结束。*"我是我的世界"，正如维特根斯坦简明扼要地说的那样（TLP，§5.63；NB，84）——或者，正如阿尔托可能说过的那样，我们从虚空走向充盈，然后又落入虚空。精神分裂症的经验是可以膨胀至填满世界，但又可以无穷微小，成为广阔中心的一个微不足道的点，这就是一种唯我论式摇摆的表现。以下自传式的描述在精神分裂症中很常见，在精神分裂的过程中，对自己意识的准唯我论审视会导致失去任何能够拥有自己体验的持久或先验自我的感觉：

我感到我的身体碎成了碎片。我搞得一团糟，不了解我自己。当这种情况发生时，我感觉自己不只一个人。我正在分崩离析……我害怕说话，以防一切都从我身边溜走，这样我脑子里就什么都没有了。它让我恍惚，这比死亡还要糟糕。某种催眠正在进行着。

我的脑子里充斥了想法、恐惧、仇恨和嫉妒。我的头抓不住它

---

* 自恋（narcissism）一词最源于古希腊神话中的纳西索斯（Narcissus）之名。这里作者想要表达的意思是，纳西索斯是自恋的主体，而当主体被严格限制后，自恋就成了一种无主体的形式。——译者注

们；我抓不住它们了。我在鼻梁的后面——我的意思是，我的意识就在那里。它们把我的脑袋劈开了，哦，这是精神分裂症，不是吗？我不知道我是否有这些想法。[26]

我一直在思考一个现象学的观点：我主要在感知领域追溯了某种内省沉思的矛盾后果，即"我–感觉"消失在其对象中。正如维特根斯坦经常实践的一样，他还提到了更具逻辑性和语言性的第二行论证（这一论证可能具有更广泛的相关性，因为它同样适用于唯我论的形式，这些形式可能更依赖于逻辑或先验的论证形式，而较少与特殊的态度或生活环境相关联）。维特根斯坦指出，从逻辑的角度来看，"这种体验就是我的体验"这样的说法本质上是空洞的或无意义的（同义反复），因为它的否定不是虚假的，而是不可思议的。至少只有在想象我的体验属于其他意识的情况下，这样的句子才有意义。因为，"如果你从逻辑上排除了别人拥有的东西，那么说你拥有它也就失去了意义"（PI，§398）。

从现象学和语言学的争论中可以得出一个矛盾的含义。唯我论者在宣称自己独特的、构成中心性的行为时，似乎必然会预设和引入（往往在内隐层面上，甚至连自己都没有意识到）一种矛盾的觉察，即一个或多个他心或意识中心的存在。根据语言学的观点，当唯我论者说出"这种体验就是我的体验"这样的话时，他除了说出一个显而易见的重言式话语，还不得不偷偷假设事情可能已经有所不同，即他人的意识或许已经拥有了他的体验。这些预设了他心意识确实存在。而正如我们所看到的，虽然现象学的论证表明，从内部来看，唯我论者的意识消融进它的世界，因为除了对象没有任何存在。但如果唯我论者体验到自身意识的存在，那一定是因为他隐含地接纳

71

26　患者引自 James Chapman, "The Early Symptoms of Schizophrenia," *British Journal of Psychiatry* 112 (1966), 232，以及 R. D. Laing, *The Divided Self* (Harrnondsworth: Penguin, 1965), p. 151。

了一种观点，即存在他心意识。因为只有他心意识才能将唯我论者的意识作为其对象。维特根斯坦借此表明，如果唯我论者要坚持他对自身意识中心性的基本觉察，那么他就不能仅仅拥有经验；他还必须以某种方式体验自己的经验，这意味着将自己投射到一个外部的位置——一个想象性地占据的有利位置，同时仍然以他者和异类的身份体验到它。

看来，要想成为一个唯我论者，就必须不可避免地在两个不稳定的位置之间来回摇摆。当他专注于观察自己的体验时，中心性的唯我论启示会随着"我－感觉"的消失而消失（从而否认唯我论式自我的存在）。但是，如果他坚持唯我论启示，坚持其意义和重要性，他就必然会引入一个矛盾的预设，一个至少有一种他心意识存在的世界，来作为他自身意识的替代品，或将他自身的意识作为对象。其中的含义当然是自相矛盾的：奇怪的是，唯我论似乎需要他心的存在。[27]

在维特根斯坦看来，唯我论作为一种哲学立场，要么是空洞的，要么是自相矛盾的。它的中心直觉，即自我的绝对认识论中心性的看似大胆而令人震惊的主张，要么通过简化为一种被体验到的自明之理而消失，要么通过假设自身的矛盾性而自毁。但是，如果唯我论导致了一种"无所有权学说"或对他心的假设，那么自我的夸大和衰弱就不是截然相反的：因为其中一种自我能足够自然地转化为另一种自我。此外，两者都嵌入了相同的经验立场——都是一种被动的超觉知，它将世界置于千里之外并将其主观化，同时剥夺了所有主动参与的经验。现在再让我们回到施瑞伯的生活世界，它是核心精神分裂症类型症状的一个典型例证。在施瑞伯失去自我意识、被监视或控制的经验中，我们发现了其与唯我论的形而上学学说中

---

27 当然，我是在谈论唯我论的现象学：唯我论经验似乎需要他心意识的在场，在某种（矛盾的）意义上，这种意识似乎一同构成了唯我论者。

的逻辑自我矛盾的对应关系。

正如我们所看到的，施瑞伯作为世界意识中心的感觉不断转变为相反的感觉。当他坐着或站着不动时，他很可能会失去自我（感觉自己的思想被其他主体占据，或根本没有人在思考），就像感觉到自己的本体中心性一样。他感到"看到"只发生在这里，但他也感到"我"是不存在的：经验属于一个总是在其他地方的人，或者它完全摆脱了自我。施瑞伯在镜子前体验到自己被"表征为"女性，这体现了唯我论的条件和悖论。在这里，我们看到一个男人站着不动，僵硬地凝视着一个世界，从字面上讲，这个世界是他自己的反映，是他自己思想的投影（女性化的视觉），但在这一刻，他没有意识到眼前的世界，一个他觉得被主观化的世界，是他自身意识的产物。施瑞伯说："我被表征为一个女人"——就像他的"我–感觉"的所有残余都消失在他觉知的对象中，而意识的来源现在却存在于其他地方，或者根本不存在。

在其他时刻，当施瑞伯确实觉得自己成为一个认知中心，拥有一个隐约临近的经验世界时，我们看到了唯我论因假设第二意识的存在而自相矛盾。与维特根斯坦的论点一致，这些体验似乎只有在施瑞伯感觉到某种陌生觉知的存在时才会发生——这种异类意识可以将施瑞伯的体验作为其对象，也就是说，当他正在面临一些典型的精神分裂症一级症状发作的时候。因为，正如我们在上面的几个例子中看到的那样，施瑞伯拥有自己的体验，或者能将自己的体验确认为一种体验。这一切都建立在他心存的假设基础之上——一个认为书或报纸中的想法是施瑞伯自己的"人"，或者一个看到施瑞伯看到蝴蝶的"人"。奇怪之处就在于（正如维特根斯坦所展示的那样），施瑞伯感到自己成了唯我论中心的那一刻，也是他体验到另一种思想矛盾地存在的时刻。

73

哲学家的罪孽

在维特根斯坦看来，坚持唯我论的真理就是在从事一种自欺欺人、徒劳且荒谬的生活形式。至少在笛卡尔哲学的传统构思中，他称"私人经验"是"我们语法的退化结构（在某种意义上类似于重言式和矛盾）"，将唯我论者比作一个认为自己可以通过从内部控制仪表板来使汽车更快行驶的人（NFL，314；BBB，71）。唯我论者陷入了一种高强度而严肃认真的自我审视中，忘记了他把自己封闭在一个隔绝的世界里，切断了自身采取有效行动、真正发现或与人类同胞进行有意义交流的任何可能性。

维特根斯坦的现象学和语言学分析旨在深入了解唯我论断言的奇特本质，从而让那些有意成为唯我论者的人看到，他们无意说什么连贯的话。青年维特根斯坦被叔本华的哲学深深吸引——这种哲学是一种唯心主义的认识论形式，至少对他来说，其中包含了强烈的唯我论意味。[28]"关于唯我论和唯心主义，"G. E. 摩尔认为，维特根斯坦"说他自己经常想说的是'所有真实的东西都是当下的经验'或'所有确定的东西都是当下的经验'……'唯一的现实就是我现在的经验'"（L，15）。在维特根斯坦所保存的他 20 多岁时所写的笔记中，有这样一句话："我的思想就是世界，同样，我的意志

28　参见 Georg Henrik von Wright, "Biographical Sketch," in Norman Malcolm, *Ludwig Wittgenstein: A Memoir* (London: Oxford University Press, 1958), p. 5。"世界是我的想法"（或"我的表征"）是叔本华的《作为意志和表象的世界》的第一句话。叔本华说，伯克利是第一个阐述这一观点的人。但他在笛卡尔的怀疑反思中找到了它的来源，这将使这一观点与现代哲学的兴起相吻合。

同样需要注意的是，叔本华很可能也影响了维特根斯坦对唯我论和唯心主义的态度。在这方面，思考一下叔本华对费希特的批判，以及他的原始维特根斯坦式的陈述。例如："一个人由于某种困惑而成为哲学家，他试图从中解脱出来。"我们只能在疯人院中找到"理论利己主义者"（唯我论者），他们所寻求的与其说是反驳，不如说是治愈。参见 Schopenhauer, *The World as Will and Representation*, vol. I, pp. 32, 104；也可参见 the Modern Library edition, *The Philosophy of Schopenhauer*, ed. Irwin Edman (New York: Modern Library, 1928), pp. 29, 66。关于叔本华对维特根斯坦的影响，参见 Patrick Gardiner, *Schopenhauer* (Baltimore: Penguin, 1963), pp. 85, 275-82。

就是世界的意志。"（NB，85）维特根斯坦后期的哲学思想涉及对这种他非常熟悉的诱惑的反应，这种对精神孤独和退缩的诱惑贯穿了他的一生，并且与他不止一次提到的精神错乱妄想症密切相关。[29]艾里斯·默多克（Iris Murdoch）曾写道，问一个哲学家：他害怕什么？这总是很有意义的。[30] 我认为，维特根斯坦最害怕的是类似于折磨施瑞伯的那种疯狂，他的哲学至少在一定程度上是出于对这种存在模式的强烈抵制。 74

当然，我提出这一观点并不是想否定路德维希·维特根斯坦作品的哲学价值和有效性。作为一种哲学贡献，他的观点和分析是相互独立的，最终必须根据个人动机的问题进行独立评估。值得注意的是，尽管如此，维特根斯坦确实对疯狂有着持续的恐惧，这种疯狂与他自己对哲学思想的孤独严谨的诱惑不无关系。伯特兰·罗素非常了解青年维特根斯坦，他把维特根斯坦描述为一个因全神贯注于思考而处于真正疯狂边缘的人，一个经常抱怨逻辑驱使他陷入精神错乱的人。[31] 维特根斯坦在他更个人化的非哲学的笔记中写到了这种恐惧，在这部作品的题词中他写道："在我们智力健康的时候，我们被疯狂包围着，"并坦率地承认道，"我经常害怕疯狂。"——这种状况与孤独或孤立有关，让他变得"难以接近"、"孤僻"和"缺

29　关于后期维特根斯坦对该立场的态度，尤其是对曾经在年轻时诱惑过他的唯我论和唯心主义的态度，参见 Hacker, *Insight and Illusion*, esp. pp. 59, 69, 75, 82. 哲学家 J. N. 芬德雷在关于维特根斯坦的个人回忆录中认为，即使在晚年，维特根斯坦在生活和思想上仍然强烈地被唯我论吸引；J. N. Findlay, "My Encounters with Wittgenstein," *Philosophical Forum* 4 (1972-73), 167-85. 然而，在我看来，芬德雷这篇有趣但相当刻薄的文章没有认识到维特根斯坦对唯我论的深刻反思在其个人和哲学上的重要性。布莱恩·马吉（Bryan Magee）尖锐地批评了哈克针对维特根斯坦和唯我论的立场，并发表了不同意见，认为叔本华和维特根斯坦都不是唯我论者；*The Philosophy of Schopenhauer* (New York: Oxford University Press, 1985), pp. 286-315. 这个问题作为一种明确的哲学观点是有争议的，但是，如果人们把唯我论更多地理解为一种生活形式或一种生存诱惑——在我看来，这是维特根斯坦最关心的问题——那么马吉似乎没有抓住重点。此外，在这一点上，哈克强调维特根斯坦对唯我论、唯心主义和现象主义之间相似性而非差异性的关注似乎是恰当的；*Insight and Illusion*, pp. 186, 216.

30　Iris Murdoch, *The Sovereignty of Good* (London: Routledge and Kegan Paul, 1970), p. 72.

31　参见 Ronald Clark, *The Life of Bertrand Russell* (London: Jonathan Cape, 1975), pp. 192, 204, 217.

乏爱"（CV，44，53，54）。

因此，特别有趣的是，维特根斯坦经常谈到他自己的哲学思想——一种反哲学的哲学——试图恢复陷入某些抽象困境和超然态度的心灵的理智和健康，这是一种更加形而上学的哲学典型。他曾写道："必须解释的是，我们为什么要谈论我们的印象？"（BBB，177）他想让哲学家们从他们与私人印象和抽象概念的对话中，以及从这些对话产生的妄想和怀疑中恢复过来，从而将他们重新放回生活实践和公共话语中。尽管唯我论是一种异化的哲学幻觉的主要例证，但它并不是唯一的。维特根斯坦还将其他著名的例子与被动凝视的态度联系起来，包括怀疑论、"私人语言"和"本质主义"幻觉的问题（后者将在第3章讨论）。

维特根斯坦关于从车内控制仪表板的画面只是他表达某种徒劳概念的众多引人注目的隐喻之一。事实上，他的作品充满了这样的画面：在空档空转的发动机，自言自语的人，想象中的文字，一个人左右手之间进行的商业交易，转动而不与机器任何其他部分连接的齿轮，脸贴着手上的时钟，一个坐在空织机旁进行编织运动的人（PI，§132，260-71，414；BBB，71）。这些画面的共同主题是，当自我参照排除了与自我之外的世界的接触时所产生的荒谬和空虚。对维特根斯坦来说，这种与实践和社会世界的失败联系是一种智力的原罪——尤其是哲学家的罪孽，而唯我论只是其中最明显的例子。

尽管如此，正如维特根斯坦非常清楚地知道的那样，即便证明了作为一种哲学学说的唯我论在逻辑上的不可能性和不连贯性，也很难排除它在现实世界中的存在，无论是作为一种明确的信仰（哲学唯我论本身），还是作为一种隐含的情绪（我称之为准唯我论）。维特根斯坦本人坚持认为，尽管它们荒谬又不合逻辑，但像"唯一的现实就是我现在的经验"和"唯一的真实就是我现在的经验"这样的句子确实对应于人类生活中某些非常重要的东西，一种关乎经验自我在世界中的中心地位的深刻的形而上直觉（L，15）。而且，他似乎认为，尽管这种直觉不能被真正言说出来（因为它是荒谬的、重复的），但在某种意义上，它可以通过指向该学说所植根的情绪、态度或生活形式表现出来。[32] 事实上，本书的全部内容都试图通过追溯施瑞伯的准唯我论的存在起源和含义，并与维特根斯坦的哲学错误现象学进行比较，来展示这一点。我们发现，即使是破坏或否定唯我论作为一种连贯的哲学立场的矛盾，它仍是作为一种经验模式的准唯我论的核心特征。

论矛盾

仔细阅读《回忆录》可以发现，施瑞伯不仅表现出自我意识的矛盾，也就是所谓的反思性的悖论，他至少也隐约意识到他与上帝和世界的关系中的矛盾。他意识到他对上帝本质和角色的形而上学描述充斥着不一致；他甚至似乎认识到，这些矛盾（就像维特根斯坦的唯我论者的矛盾一样）源于他在不同时期的经验，这些经验虽然相互矛盾，但都令人信服。例如，在《回忆录》的一个脚注中，在提到上帝对人性的理解是否完全无知和错误的问题后，施瑞伯写道："早些时候……我提出过相反的意见。因为从本质上讲，那些问题都使任何绝对最终的意见变得不可能；因此，即使是现在，我也犹豫不决，因为新的印象似乎首先倾向于一个概念，然后又倾向于另一个概念。"（M，198n）[33]

在另一个段落中，施瑞伯思索着一个奇怪的、几乎无法理解的事实，即上帝因全能和全知而成为一个至高无上的存在，但"在这里（即《回忆录》中），上帝应该被描绘成一个卑微的存在，好让

32　在这里，我对言说与表现的区分是粗略的。

33　"und daher auch jetzt noch, je nachdem neuere Eindrücke bald die eine, bald die andere Auffassung zu begünstigen scheinen, hin und herschwanke" (M, orig, 264n).

他在道德和精神上都可以被某个人类（即施瑞伯本人）超越"。更奇怪的是，施瑞伯对这种自我夸大的说法进行了限定。他写道："我（对上帝的）优越感应该在最相对的意义上被理解。"也就是说，只有在"世界秩序被颠覆，上帝与某个人类之间发生了永久和不可分离的神经接触时，这种优越感才会得到理解"（M，155）。"神经接触"的异常情形是施瑞伯对其宇宙本质唯我论的一种影射，在这个宇宙中，他是唯一的"先知"（也是通往上帝的唯一通道）。施瑞伯本人似乎对自己在这里获得的东西感到有些不确定和困惑（在这段话的脚注中，他说他遇到了"自认为是人类存在以来最棘手的问题之一"[M，155n]），然而，很明显，在某种意义上，他也在将他的唯我论及其中隐含的夸大（他对上帝的优越感）进行相对化——就像他以某种方式成功地站在唯我论之外，并将真理只与内在相关联。

　　施瑞伯对宇宙和人类起源的推测也体现了这种矛盾的觉知。一方面，他意识到他所说的"自发的生长"或"神圣的奇迹"是一种唯我论过程（施瑞伯谨慎地将其与"唯物主义意义上的"生长区分开来）。在这个过程中，存在者只为他而存在，并且在他的凝视之中存在（M，183-86）。但是，施瑞伯想知道，如果创造在某种意义上取决于他的凝视（就像自发的创造中所暗示的），那么他自己是如何在凝视中被创造出来的呢？施瑞伯被这个谜题弄糊涂了，他说"一个完整的人类"（施瑞伯本人，唯一真正的意识中心）的创造过程一定是"特殊的"，需要"非凡的力量发挥"。事实上，"作为一种永恒的状态，这（创造一个完整的人类，一个构成中心）可能与宇宙中的其他部分的需求并不兼容，甚至可能与上帝本身的存在不兼容"（M，184）。因为，正如他在《回忆录》的其他地方所说，"一个人"显然不会"忍受依赖另一个人的想法，否则那个人会在遥远权力的自满觉知中看不起他"（M，140）。[34]

在这些段落中，施瑞伯似乎在一个认识论/本体论的悖论线圈中转动，在两个相互依存但又不兼容的视角之间不停转换，这是他自己的意识作为一个构成客体和终极构成主体的体验。《回忆录》神秘而棘手的本质证明了施瑞伯要么无法解决这些困境，要么无法忽视它们。

在《回忆录》的一段话中，施瑞伯描述了他听到的一系列短语和句子是"通过我的头脑说出的"（M，152），他对自己生活世界本质悖论的觉知达到了一种高潮。他听到的一些短语似乎表达了他作为一个构成中心的感觉，比如当一个神责备另一个神时："好吧，因为你让天气取决于某个人类的想法。"但"通过他的心灵说话" 78 这样的话语又表达了他准唯我论世界的另一面，一种仅仅是虚构的感觉，由另一个强大的心灵创造并任由其摆布。因此，他告诉我们这些会说话的神是如何对他说话的："在极少数情况下，人们甚至会对自己的罪行供认不讳；例如：'如果我没有把你放在逃亡的人中间就好了'……或者'整个被诅咒的事情会变成什么样子'，或者'如果被诅咒的人类的游戏会停止就好了'。"施瑞伯还听到了"关于上帝全能的'巨大力量'和我的'无望抵抗'的相关言论"（M，151-52）。

还有一些话语可以被解读为对唯我论世界荒谬或不可能性的更直接和普遍的宣告："所有的废话（即阅读思想和伪造思想的废话）都会自我抵消……不要忘记所有的表征都是废话……不要忘了世界末日本身就是一个矛盾。"（M，151-2）[35]

34　"sich in das Gefühl der Abhängigkeit von einem einzelnen Menschen, auf den man sonst in dem stolzen Bewusstsein einer unnahbaren Macht herabgesehen würde, hineinfinden" (M, orig, 164).

35　"Aller Unsinn (d. h. der Unsinn des Gedankenlesens und Gedanken-falschens) hebt sich auf.... Vergessen Sic nicht, dass alle Darstellung ein Unsinn ist.... Vergessen Sic nicht, dass das Weltende ein Widerspruch in sich selber ist"(M, orig, 182-83).

施瑞伯称这些短语包含着"无法解开的矛盾纠葛"，因为"人类理解能力不足"，"即使在我试图解决这些矛盾的每一次尝试中，也会出现几乎无法克服的困难；只有当一个人对上帝的本质有如此全面的洞察力时，才有可能找到真正令人满意的解决方案。即使是我也没有做到，因为人的能力是有限的，但我肯定比所有其他人都有更深刻的洞察力"（M，152-53）。

很明显，像施瑞伯这样的准唯我论充满了矛盾。然而，对一些读者来说，这种性质似乎并不符合我的总体论点。毕竟，对矛盾的容忍是最不成熟的初级过程思想的一个核心特征，它缺乏批判性、自我反思的觉察，并被本我的非理性所支配。[36] 那么，我最终展示的是否是传统精神分析解释一直强调的精神分裂症的特征呢？

这种反对意见很重要，尤其是因为其中包含了一个不言而喻的预设：将准唯我论等同于非理性、本能和初级过程。这样的预设可能让一些读者从一开始就对哲学和疯狂之间的比较持怀疑态度。但维特根斯坦提出了理解哲学和生活中某些矛盾的另一种方式。精神分裂症的许多奇怪和矛盾的特征可能来自传统上等同于成熟和健康的经验层面：分离、自我意识和反思的能力，所有这些都与任何原始性或"初级过程"的概念背道而驰。

我们已经看到，施瑞伯的某些生活矛盾源于他脱离了生命的流动，源于他对自己的体验采取了疏离和观察的立场。的确，他似乎对这种立场的影响缺乏批判性的自我意识（尽管正如我们所看到的，他确实觉察到其中的矛盾）；但这种缺乏显然比婴儿或幼儿处于更高的发展水平上，因为后者更不具备反思能力，完全以本能为主。而施瑞伯没有意识到的是已经存在的超自我意识的影响，它构成了一个远离酒神或原始的生活世界。如果我们认为只要施瑞伯能够掌控另一种保持距离的认知行为，进一步远离他准唯我论的超自我意

---

36 这种初级过程概念的主要来源是弗洛伊德的《梦的解析》（Freud, *The Interpretation of Dreams* [1900], Standard Edition, vols. 4 and 5）中著名的第 6 章和第 7 章。

识中固有的疏离，那么他就可以被治愈，那将完全是一种误解。施瑞伯所缺乏的并不是自我心理学家所强调的观察自我[37]，而是一种植根于生命身体以及共识和实践世界的根基性。有人会认为，如果缺乏这种根基性，即使是维特根斯坦对唯我论的根源和矛盾的觉察也不会带来什么真正的影响；因而可以说，这也只是一种概念性或假设性的东西，一种思维实验而已。

然而，我们也有理由说，这样一个唯我论者对沉思立场的高估表明他缺乏一种比例感，未能将认知置于应有的位置。但是，如果人们想将其与一个发展阶段作比较，它似乎最接近于发展心理学家让·皮亚杰所认为的那种特殊的"自我中心"的青少年特征，他们过分强调思想而忽略了现实世界。反过来，这可能有助于解释为什么精神分裂症没有在青春期之前发病——也就是认知发展阶段。在这一阶段，所谓的形式运算的思维能力开始发展起来，并意识到自己的意识及其在构成世界中的作用。我们或许能把施瑞伯这样的生活世界想象成一种皮亚杰式的形式运算的暗面？

但我认为，可以将其与文化史上的一个阶段或时期进行更丰富、更具启发性的比较。在这个阶段或时期，矛盾或悖论的作用以特殊的力量显现出来。事实上，精神分裂症的体验和表达形式与现代主义和所谓的后现代主义时代的艺术、文学和思想之间有着显著的相似性。[38] 这些问题很复杂，要真正详细地探索它们，我们会走得更远。尽管如此，对这个时代及其伴随的矛盾进行一些简短的思考是值得的，因为它提供了一个更加宏大的背景，让我们可以在其中理解维特根斯坦和施瑞伯所关切的悖论。这也许能帮助我们理解他们关切的惊人趋同性。

37　关于这种对精神病的解释，参见 Charles Donnelly, "The Observing Self and the Development of Cohesiveness", *British Journal of Medical Psychology* 52 (1979), 277-79。

38　我在《疯狂与现代主义》中详细讨论了这些相似之处。我之所以在这里简要地提到它们，主要是为了说明它们与精神分裂症存在的某些矛盾的相关性。

现代思想的二元性

现代思想和意识的相关悖论在哲学家兼历史学家米歇尔·福柯的杰出著作《事物的秩序》的结尾得到了最有趣的阐述。福柯将现代思维模式和自我认识称作现代认识论，它的兴起伴随着康德哲学的创新。康德决定性地引入了一种新的自我意识，一种双重的自我意识。在这种自我意识中，人的主体性被理解和潜在地体验为既是一个认识的主体，又是一个认识的主要对象。康德的"理解范畴"概念是所有人类经验必须遵循的基本组织形式——时间、空间和因果，一切人类经验都必然服从"理解范畴"。康德借此强调了心灵在构成经验世界中的先验作用。与此同时，他对范畴的自我反思式的关注也带来了将主体性转变为主要研究对象的效果。研究对象作为一个经验实体，本身将得到新近发展的人文科学的研究，这些人文科学致力于具体说明这些范畴或文化形式的性质，或解释其来源。人类自我意识的这种新的二元性具有一些特殊的意义和后果。

首先，它引发了某些矛盾，而这些矛盾有可能会破坏康德发起的反思性自我理解的整个宏图。毕竟，如果主体性作为一切已知或存在的媒介，是用一种先验性的术语来构思的，那么主体性本身怎么可能被知道呢？这岂非一种不可能性吗：主体性应该围绕着它自身，成为自身领域中的一个对象，以自身为媒介来认识自己？福柯将现代认识论的人文科学描述为一种"经验主义和先验主义的混淆"。因为它们将"事实上是他们的可能性条件的东西"看作它们的对象，这些科学注定会带来某些"反常和扭曲的反思形式"——无用的扭曲思想会被不断唤起，又遭到一次次挫败，同时遭受挫败的还有我们对主体性及其与世界关系的深刻洞察的希望。[39]

康德式二元性的第二个后果，也就是福柯所说的现代思想的二

39　Michel Foucault, *The Order of Things: An Archaeology of the Human Sciences* (New York: Vintage, 1973), pp. 341, 364, 343.

元性，是人类意识地位的某种两极化或者说二元性。如果人类意识在某种程度上是所有现实的来源或基础（或者，至少是所有可能与我们自身存在相关的现实的来源和基础），那么意识或人类自我似乎占据着终极主权和全知的地位。然而，如果意识成为新兴学科的研究对象，试图理解其功能的原因和过程，那么它将被同化为一个既定实体的自然秩序。心灵远非至高无上，而是被物质因果律、生物法则和历史过程的一切规则所约束着。叔本华描述了所谓的"意识的二元性"，即意识的二律背反：它既是"世界的支持者，一切事物的普遍条件"，又只是"某个事物的更改"，因此，"它必然完全依赖于先前的一长串因果关系，而它本身似乎只是其中的一个小环节"。叔本华描述了一种虚无感和终极中心感之间的奇怪共存或振荡："在一个无边的世界中，每个人都完全消失并沦为虚无，却使自己成为世界的中心。"[40] 此外，认识形式或理解范畴的概念往往会削弱对全知的任何伪装，因为这种想法表明意识有一定的局限性：尽管它的领域可能是广阔无边的，但它也一定看起来很狭窄。目前，人们可能至少认识到一种无法设想的现实的抽象可能性，这种现实的本质令其被排除在人类头脑的理解之外。

82

因此，这里是康德式反思的一个双重结果。这是一个向内的过程，用黑格尔的话来说，其效果是"将认知从对其对象的兴趣和对其研究的吸收中抽离出来，并将其引导回自身"[41]。但当一个人专注于自己的心灵或思维时，意识本身就开始显得陌生和受限。因此，后康德时代的意识变得非常模糊：全能和全知（具有一种思考世界的神性），但也有物性和有限的确定性、可知性，以及有限的认识能力。

路德维希·维特根斯坦不仅是重要的批评家，在某些方面，他

40　Schopenhauer, *The World as Will and Representation*, vol. 1, pp. 5, 28, 30, 204, 332.

41　Hegel quoted in C. L. Griswold, Jr., "Plato's Metaphysics: Why Plato Wrote Dialogues", *Platonic Readings* (New York: Routledge and Kegan Paul, 1988), p. 150.

也是现代认识论的这些矛盾趋势的重要例证者。维特根斯坦并不只是关注这个时代特有的幻觉和矛盾的形式，他的一些观点还涉及对抽象智力和单一智力、脱离现实实践和社交习俗的意识的更普遍批评（这些观点也适用于柏拉图或圣奥古斯丁等前现代的重要人物）。但他确实对自我反思的悖论和对现代内向的心态有着特别的亲近和关注，这种心态往往有着夸大、偏执和自我毁灭的怀疑的倾向。

事实上，维特根斯坦对哲学的兴趣始于对（句子的）自我指涉或（集合的）自我包含的前景所产生的反射性逻辑悖论的某些悖论的迷恋。这种兴趣在他早期的神秘杰作《逻辑哲学论》中达到了顶峰。这部关于逻辑和语言的作品批评且延续了康德的计划，同时彰显了由此带来的自我矛盾。《逻辑哲学论》阐明了任何试图展开现代主义计划的逻辑上的不可能性，完全的荒谬性——这种现代主义计划试图描述思想的所有先验局限或结构，或者语言与世界之间的普遍关系。然而，为了做到这一点，维特根斯坦的著作列出了一个关于可以说什么的普遍理论（即只描述世界之内的事实串联）；这意味着维特根斯坦很清楚，他的著作所参与的计划（显然是一种后康德式的计划）试图阐明人类知识的局限性。尽管该书所提出的哲学语义会排除任何这种不可能性的表述。

维特根斯坦对现代反思性的中心幻觉和悖论的关注在他晚期的作品中同样具有核心意义。然而，随着《逻辑哲学论》的面世，他试图用一种看上去更谦逊的、反形而上学的哲学批判和瓦解工作，来替代和否认更极端的（康德主义式的）反思性自我觉知的野心。至少，他认为这种治疗性的反哲学与现代世界极为不一致，他将现代世界的精神描述为"不相容和不适宜"，并将之形容为"一群最优秀的成员纯粹为了私人目的而工作的不起眼景象"（CV，6）。尽管维特根斯坦对现代最明确的批评集中在其科学主义和对技术的崇拜上，但他也对现代意识和知识的概念有着深刻的关注。在我看来，他也默默关注着模仿这些概念的经验形式，因为他对这些形式有着相当个人化的熟识。例如，维特根斯坦似乎对现代心灵概念的两面性特别有敌意，因为他同时反对任何一种倾向，要么将一切都归结为主观性或自我，要么将意识或自我看作任何一种事物。[42] 本章讨论的两个悖论提出了一系列相关的关切。在批评对索引词或移位词（如"here"［这里］）的双重理解时，以及在表明唯我论者的中心感取决于同时采用想象或外部观点时，维特根斯坦提出了一种矛盾（这种矛盾隐含在福柯所说的现代思想的经验—先验的对子中）：他表明，一个人的意识所扮演的绝对先验角色的意义，实际上与他对意识作为一个经验实体或可客体化实体的关注是不可分割的，并且将取决于后者。

84

维特根斯坦一直在与自相矛盾的现代冲动作斗争，试图明确说明意义或经验的先验极限，这一尝试导致了全知和无知之间的特征转变，让我们产生了一种悖论的感觉，即一个人的知识既是包罗万象的又是相互排斥的。他知道，要发表这样的声明，需要一种自相矛盾、不可能的行为，即站在自己的认知或说话结构之外，并将其对象化。尽管维特根斯坦不太可能成功地（也许是不可避免地）避开现代思想的这种矛盾，但很明显，这是他敏锐地意识到的一个问题。

现代思维中固有的二元性和矛盾性与我们在精神分裂症中发现的惊人相似——精神分裂症是一种思维远离他人和世界而专注于自己的状态。精神分裂症患者也倾向于在一种巨大的、不知何故的、宇宙般的宏大感与极度无力和无知的感觉之间摇摆不定，甚至会将二者同时结合在一起。他们可能觉得自己对某个事件拥有无限的权力，也可能完全相反，感受到他们的行动，尤其是他们的思想，受到外部势力的监视或控制；事实上，他们可能会在二者之间快速摇摆，甚或同时产生这些看似矛盾的感觉。

---

42 我在第 3 章将进一步探讨维特根斯坦对将意识或经验还原为类似事物的倾向的批评。

因此，施瑞伯有时会体验到他的妄想对象，或者他的真实对象和妄想对象都是不真实的，只为他而存在，是所有"看见"的来源；但他也会体验到自己的心灵是一个被另一个心灵所注视甚至操纵的对象。施瑞伯的矛盾状况也体现在他关于"神圣奇迹"或"自发生成"的关键概念中，即生命只出现在他周围。尽管他将这一过程看作世界上发生的一个事件（一个相当神秘的、非物质的事件，但仍是一个事件 [M，185-86]），但同时有一个强烈的暗示，即这个出现的事件不仅仅是其他事件中的一个，在某种意义上，它是一切事物的先验来源。正如施瑞伯告诉我们的那样，"看……仅限于我的个人和周围环境""发生的一切都与我有关""我成了……唯一的人，或者说是被一切围绕着的人"（M，232，197）。因此，福柯所说的现代思想同样适用于施瑞伯：他也把在事实上所有存在或出现的条件看作一个对象；在这两种情况下，"经验中给出的东西和使经验成为可能的东西在无尽的振荡中相互对应"[43]。

施瑞伯还表现出一种在全知和无知之间转换的特征，这让人想起福柯对现代意识所开辟的"广阔而狭窄的空间"的评论，即"所有可能知识的困难对象和主权主体"[44]。一方面，施瑞伯声称，"对神圣事物真实状态的洞察"——包括"自发生成"的问题，心灵制造世界的问题——使他变得"比以前的任何人都要高大得多"；他甚至认为自己的知识和心智能力凌驾于上帝之上（M，289，155）。另一方面，他也认为自己的头脑是盲目的和受限的。请记住，正如施瑞伯本人告诉我们的那样，他的"优越感"只适用于"最相对的意义上"。此外，他说，"我的个人经验使我只能部分地揭开面纱""毕竟，我也是一个人，因此受到人类理解范围的局限"（M，155，54，41）。

43　Foucault, *The Order of Things*, p. 336.

44　Ibid., pp. 315, 310.

正如我们所知，施瑞伯对自身经验中的这些深刻矛盾并非无动于衷。事实上，他对它们的觉察让人想起维特根斯坦对唯我论和其他哲学幻觉的批判性分析，以及福柯对现代自我意识的"反常和扭曲的反思形式"特征的评议。正如施瑞伯幻觉中的声音所暗示的那样，他唯我的、复杂的宇宙中心特征——"代表""思想阅读""世界末日"——有时似乎是荒谬的、自我抵消的；这些声音说，它们的每一个都是"矛盾本身"。毫无疑问，施瑞伯自己也认识到他的世界怪异的、巨大的复杂性和几乎无法穿透的晦涩，因为他把它描述为一种"脱节"，是一个"奇迹的结构"或"奇迹的组织"，"被扯裂了，与我的个人命运密切相关"，他把它形容为"有史以来锻炼人类大脑的最难主题"（M，54，184）。

这就是精神分裂存在的核心悖论，它们与反思性的现代灵魂的核心困境之间有着深刻的亲缘关系。[45]

---

45 这种亲缘关系带来了一个有趣的问题：我们如何解释精神分裂症和现代状况之间的这种显著相似性。我只会在这里谈及，因为它并不在现象学和解释学的研究范围之内。

这种亲缘关系可能在很大程度上只是偶然的：精神分裂症患者可能患有大脑功能异常，从而导致其出现了包括异化、超自我意识和碎片化在内的经验形式。这些经验形式恰好呼应了现代心理的各个方面（最近的几个神经生物学理论与这一观点一致；参见萨斯的《疯狂与现代主义》的附录）。然而，现代社会或文化秩序似乎很可能具有重要意义，即便它们并没有创造精神分裂症，那么至少也为精神分裂症的某些核心症状的塑造带来了影响（也许是通过将更普遍的神经生理学异常的影响引导至特定的症状方向上）。我们谈论的是创造还是塑造，在很大程度上取决于一个主要的理论问题，即如何定义精神分裂症。例如，自闭性退缩、慢性病，以及某些一级症状的体征和症状是否被看作某种疾病的定义标准，或者仅仅被看作常见的相关特征。现代性的各个方面都可能推动了施瑞伯表现出的各种症状的演化，无论是通过向虚弱的个体呈现出特定困难或焦虑源头，还是通过刺激某些症状反应的发展（包括退缩、自我意识和自我疏远）。这些将涵盖现代性以下层面的强调：个人主动性、自我依赖和个人责任；个性和内在；自我沉思和情感脱离；理性主义、相对主义及反思和精神抽象的能力；以及社会关系中的非个人化（有关进一步的讨论，参见《疯狂与现代主义》的后记）。

从后一种观点来看，丹尼尔·保罗·施瑞伯是一个特别有趣的案例，因为他的父亲似乎对他进行了一种相当独特的教育。施瑞伯的父亲是颇有影响力的教育家，他的育儿理论在当时的德语世界相当有名。我认为，这些育儿技术体现了福柯在《规训与惩罚》中所描述的现代社会秩序的基本要素，即他所说的权力／知识的秩序，也就是一种"全景敞视主义"的规训原则，这些同样的（全景敞视主义）要素渗透到施瑞伯自己的妄想系统和一般的生活形式中（参见 Sass, "Schreber's Panopticism: Psychosis and the Modern Soul", *Social Research* 54 [1987], 101-47；《疯狂与现代主义》的第 8 章也描述了施瑞伯的全景意识）。"全景敞视主义"一词源于杰里米·边沁的建筑设计——全景监狱，该建筑可以方便地监视被监禁的人群，如囚犯、精神病患者或学童。全景式的设置使个人被不断暴露在外部的、标准化的凝视之下，从而使他或她受制于最终被内化的权威的支配；此外，这种设置还鼓励一种自律性的发展，并且这种自律性消除了自发性，增加了孤立感和内在感，并灌输了一种无情的自我监督的意识模式。

最近的历史研究表明，施瑞伯的父亲并没有想象中的那么狂热和施虐，他的教育理念也没有想象中的那么独特（参见 Zvi Lothane, *In Defense of Schreber: Soul Murder and Psychiatry* [Hillsdale, N.J.: Analytic Press, 1992], pp. 106-98）。如果这是真的，这意味着考虑到施瑞伯的文化环境，他的成长经历可能并不那么不同寻常；这表明，施瑞伯的病因至少可以作为一种精神分裂症症状在（全景）现代社会秩序中被塑造出来的典范——如果不是完全典型的话。

有趣的是，施瑞伯以如此清晰的形式展示了福柯在他关于现代的两部主要著作（《事物的秩序》和《规训与惩罚》）中描述的两个关键特征。施瑞伯的全景敞视主义似乎在很大程度上源于他成长中的社会和家庭背景。关于他在现代思想二元性上的体现还有待商榷，但在这里可以明确指出的是其父亲的教育理念的影响：不仅强调控制孩子的行为，还强调控制孩子的经验。也许正是施瑞伯早年的思想和感受不断受到监视，才促成了他后来关注和客观化自己内心经验的倾向，也才可能促成了他对这些经验深刻且重要的感觉。

3

一座宏大的奇异博物馆

生活在世，仿佛置身于一座陌生的博物馆……

——乔治·德·奇里科

在引言和第 1 章的开头，我提到了精神分裂型妄想的几个特征，这些特征似乎与标准的糟糕现实检验和原始解释并不一致。在随后的分析中，我考察了其中的大部分特征，并发现这些特征更符合对精神分裂世界的唯我论解释。因此，与卡尔·雅斯贝尔斯的观点相反，我认为精神分裂世界的这些特征并不在任何可理解的范围之外。

在不重申已经提出的论点的情况下，我简单地列出精神分裂世界的描述性和解释性特征：

（1）患者对自己妄想世界的某种讽刺。

（2）患者往往认为妄想内容无关紧要，对妄想与现实世界通常采取"双重记账"。

（3）一种典型的精神分裂式的无可更改性，即对妄想的绝对确定感。特征（2）和（3）之间还有一个奇怪的、看似矛盾的事实，那就是它们彼此共存：在行动领域，无可更改性与无关紧要性往往结合在一起。

（4）奇怪的内容往往不会被轻易解释为某种实现愿望的幻想，

因为妄想不仅表现为夸大，而且表现为相较正常人类生活形式的彻底改变，特别是自我所有权或控制感的深度扭曲（例如某些施耐德一级症状），与现实世界或稳固的外部世界的分离感，以及其他人拥有意识的感觉。

（5）（关于真实或一致性世界的）不真实的幻觉和怀疑的妄想。

此外，在第 2 章，我集中讨论了精神分裂妄想的两个方面。至少在一开始，这似乎与所谓的唯我论相矛盾：首先，看似唯我论或准唯我论的主张仍然与客观或一致的世界相契合；其次，精神分裂症患者倾向于将自己体验为某种在场的存在者，或任由某些全能或全知的他人摆布。

在本章中，我将谈到某些"氛围性"的品质，这些品质可能是精神分裂症各个方面中最微妙、最难把握的部分。在第 1 章结尾，我已经注意到缺乏情感共鸣与深厚的、无所不在的、无缘由的抽象焦虑奇怪地结合在一起——正如一名精神分裂症患者所说，这种焦虑源于"世界必须被表征，否则世界就会消失"的感觉。[1] 这是一种几乎无法表达的特质，R. D. 莱因曾将其称为"虚幻的具体性"：一种几乎是物质现实的感觉，可能代表了一种更短暂的、更内在的存在模式。而对患者和心理学家来说，第二种特质更难描述。在这种被我称为"沉默的特殊性"或"怪怖的特殊性"的体验中，感知世界呈现出某种压倒性的却难以言喻的独特性、特殊性或精确性的感觉，因此对象和事件看起来充满了怪怖的意味。在某些情况下，感

1　引自 Karl Jaspers, *General Psychopathology*, trans. J. Hoenig and M. Hamilton (Chicago: University of Chicago Press, 1963), p. 296："没有一个国家能够领导自身。如果世界变得贫乏，必须有人来领导我；必须有人来领导世界；世界必须被表征，否则世界就会消失。"德语原文为："Sie müssen einen Weltsteller haben. Ohne Weltvertretung geht die Welt kaputt." 参见 Karl Hilfiker, "Die schizophrene Ichauflosung im All", *Allgemeine Zeitschrift für Psychiatrie* 87 (1927), 439-69, quotation from 442. 对该引文的一个简短讨论，参见 Louis Sass, *Madness and Modernism* (New York: Basic Books, 1992), pp. 519-20, n. 8.

觉上就像是对它们自身的复制、例证或重复。后者在很大程度上解释了雅斯贝尔斯所说的真正"妄想氛围"中的"微妙、普遍和奇怪的不确定的光"和怪怖的紧张感。[2]

虚幻的具体性

虚幻的具体性是一种相当矛盾的倾向，因为意识一方面被体验为一种内在的东西；但另一方面，它又具有某种具体的、近乎物质的现实感。[3]这种体验模式至少是一种准唯我论的倾向，因为他虽然将注意力集中在自己的内在体验上，但又在几个方面破坏了原初的唯我论冲动：它不仅剥夺了经验内容中的某些精神的或主观的特质，还破坏了自我的认识论中心感。再次思考维特根斯坦对哲学思想相关发展的批判当然是有益的，然而这一次，我试图改变论述策略，先从他对哲学的批判开始，然后再分析患者的体验。

维特根斯坦批评了哲学家在分析过程中把经验具体化的倾向。一个特别常见和有影响力的例子是感知数据的哲学学说，这一学说认为存在一个特殊的中间经验世界，这些经验既是私人的或内在的，但又像对象一样，在某种程度上是实体性的。这种思维模式在休谟那里得到了很好说明，他写道："我们没有关于实体的完美概念，却把它看作可以独自存在的东西，很明显，每一种感知都是一种实体。"[4]在维特根斯坦看来，采取这样的立场类似于对待"我牙痛"这句话中的疼痛体验，就像它在本体论地位上等同于"我有五先令"这样的话中所提到的对象一样——就像疼痛真的像一个物质对象，只是在某种程度上是内在的或私人的而已（NFL，302）。维特根斯

2　Jaspers, *General Psychopathology*, p. 98.

3　R. D. Laing, *The Divided Self*（Harmondsworth: Penguin, 1965）, p. 158.

4　David Hume, *A Treatise of Human Nature*, Book Ⅰ, Part iv, Sections, 2d ed., ed. L.A. Selby-Bigge（Oxford: Clarendon Press, 1978）, p. 244.

坦反对这种思维方式的论点是复杂的，它并不等同于行为主义对现实或生活经验维度的重要性的否认。维特根斯坦并没有质疑疼痛经验的现实性，而是批评哲学家通过将这些经验明确定义为一种独特和实体化的存在体来具体化这些经验的倾向。这些实体虽然是内在的，但似乎在某种程度上独立于经验主体而存在。维特根斯坦在谈到这一自欺欺人的哲学举动时写道："当你有一个新的概念时，就将这解释为看到了一个新的对象。（思考一下这个问题：'感知数据是构成宇宙的材料吗？'）"（PI，§401）通过这种方式，经验就可以被想象成某种在远处的对象般的东西，"几乎就像画在我周围屏幕上的某种东西一样。"（NFL，311）

维特根斯坦说，在人类意识的影响下，哲学家们开始经常问一些不必要的、无法回答的问题：例如，我有可能经历你的痛苦吗？这个问题本身预设了你的痛苦是一个可以传递给我的实体，就像一块大理石或一张照片一样。维特根斯坦认为，除了"反思假象"——这是一个关于哲学家或心理学家对经验进行反思（或将注意力集中在经验上），但与反思前存在的生命现实失去联系的概念假设——这种类似事物的心理状态是不存在的。因为他们渴望通过对外部世界事物的类比（这样可能更容易帮助理解）来理解这种内在维度（例如，通过将感知数据看作某种电子 [BBB，70]）。但是，这些思想家因此陷入了各种不必要的哲学困境：他们塑造了一幅关于人类经验本质的诱人但颇具误导性的图像。自笛卡尔时代以来，这幅图像在西方思想中一直占据主导地位。

具体而言，这种误导的产生部分可以归咎于语言，因为语言总是倾向于用替代术语来标记过程。但维特根斯坦也认为，就像唯我论本身（他认为它本身与之密切相关）一样，这种具体化与凝视的现象有关（NFL，309，311，315；PI，§398）。因此，在仔细审视经验时的被动和疏离的专注使主体保持了与被看作觉知对象的事物之间的某种距离，并产生了将之实体化的过程。当觉知中的原始对象是一个抽象对象，或者是主体本身的时候，随之而来的转变或扭曲最明显。

我们在铁钦纳等经典内省心理学家的观察中可以看到这种具体
化或实体化的典型例证，他提倡一种脱离现实世界（从而避免他所谓的"刺激错误"）而对经验或感觉进行仔细描述的观察方法。虽然维特根斯坦认为铁钦纳发明的这种观察法是一种人工的、扭曲的方法，但铁钦纳坚持认为，他通过这种内省法反驳了维尔茨堡学派心理学家的观点，即思想可以在缺乏感官想象的情况下发生。在铁钦纳看来，即使是最抽象的概念的含义也总是由具体的、本质上的图像来介导的。例如，他声称，通过仔细内省，他发现，"意义"——这是一个最短暂和抽象的概念——一词的意义是由"一把带有蓝灰色尖端和一点黄色（可能是手柄的一部分）的勺子的图像所承载的，它似乎正在挖掘一团看起来像是塑料的黑暗物质"。甚至"这是抽象的"这句话的含义也是通过某些图像表现出来的，比如"一种封闭的视觉模式"或"一个拱形的圆顶"。铁钦纳确信，如果其他人能正确地完成他所说的"艰难的内省劳动"，他们就会发现具有类似感官特异性的图像。[5]

铁钦纳还"发现"，意志行为——行使意志的内在感觉——只是动觉和其他具有准外部、准实体化性质的感觉图像的附带现象。其他心理学流派所认为的心灵的力量、官能、行为或功能被铁钦纳简化为（通过内省）在心灵内容中发现的某些元素；甚至自我意识

5　参见 E. B. Titchener, *A Textbook of Psychology* (New York: Macmillan, 1910), pp. 519, 528, 546, 272-73。关于铁钦纳的摘要，参见 Edna Heidbreder, *Seven Psychologies* (Englewood Cliffs, N. J.: Prentice-Hall, 1933), pp. 113-51, quotation from Titchener ("hard introspective labor") on p. 129。

也基本是由动觉和内脏感觉构成的。[6]威廉·詹姆斯通过一种类似的内省方法，认为意志感和自我意识实际上可以被归结为"头部或头部和喉咙之间的一系列……特殊动作"，"严格来说，我们所经验到的一切都是客观的"，甚至只是"由代词'我'所表示的想象物"。在《哲学研究》中的一段专门评述詹姆斯的话里，维特根斯坦批评了这种内省的例子。在维特根斯坦看来，詹姆斯的内省未能展示或分析"自我"一词的正常含义；相反，它揭示了某些高度人工化的东西：是"哲学家对自己说'自我'这个词并试图分析其含义时的注意状态"（PI，§413）。[7]

在批判这些哲学概念时，维特根斯坦所关注的是它们作为对正常参与生活的经验模式特征的描述的恰当性。在正常参与的生活中，心理过程只是外部经验对象的透明媒介。在这里，感知数据和心理对象的具体哲学语言似乎扭曲了这种经验的真实本质。然而，维特根斯坦没有提到的是，还存在一些生活世界，它们似乎是那些将内在和心理具体化的哲学世界的存在主义对应物。在我看来，超反思性精神分裂样和精神分裂症患者就是这样，他们如此专注自己的心理过程和其他经验，以至于改变了它们，让这些心理过程变得更像

6　铁钦纳描述了几种类型的心灵："在言语型心灵中，诚实或自豪的抽象概念只出现在内部言语中的'诚实'或'自豪'一词里。在视觉型心灵中，言语概念伴随着传统图像（或在某些情况下被图像所替代）：例如，骄傲的概念是由一个趾高气扬、膨胀的人物的形象构成的。"（*Textbook*, p. 528）此外，铁钦纳还提到了第三种"发音动觉型"的内省者，例如，他可能会在"单词延长的发音中"发现无限这一概念的符号——这种延长伴随着一种从嘴里吐出单词的独特印象，紧接着的是伴随这个被吐出的单词的明确身体动作"（p. 517）。这三种形式的虚幻具体性（言语、视觉、动觉）中的每一种似乎都有一种类似于精神分裂症的经验；每种症状都可能涉及特定类型的症状，最有可能分别涉及语言、概念思维和运动行为的异常（紧张型症状）。

7　Williams James, *The Principles of Psychology*, vol. Ⅰ (New York: Holt, 1890), pp. 301, 304, 298. 事实上，詹姆斯对这一现象的态度相当复杂，并不完全一致。在《心理学大纲》的其他部分，他对类似的具体化持批评态度；例如，参见他在"思想流"一章中对经验的实质性与过渡性要素的处理，以及在第 183-198 页和第 336-340 页中表达的保留意见。但就自我的本质而言，詹姆斯似乎犯了维特根斯坦所批判的错误。对于精神分裂症和现代主义中这种自我分裂的更广泛的讨论，参见 Sass, *Madness and Modernism*, chap. 7, 或 "Introspection, Schizophrenia, and the Fragmentation of Self," *Representations* 19(1987), 1-34.

某种状态或事物。在这样一种生活世界里，意识现象通过被看，而被实体化为某种对象般的实体。（感知性质的改变也有可能引发某种更加仔细的注意模式，从而进一步加剧这些变化。）[8] 尽管在某种意义上，这些伪实体仍然是心理的和内在的，但它们也开始让人感觉到具有某种外部性，经验主体不再寓居其中，而是像独立的对象一样去遇到它们。此外，这些伪实体呈现出一种奇怪的现象，即一种精神和物理般的不真实性和特异性的奇怪组合，我们称之为虚幻的具体性。[9]

精神分裂症患者蕾妮以一种类具体化的方式体验着她的身体感觉。例如，她有时感觉到嘴里"塞满了鸟，在我的牙缝里嘎吱作响。它们的羽毛、鲜血和骨折让我窒息"。她写道，这些图像"如此生动，以至于我体验到实际的身体感觉"。人们往往认为，这些生动又看似字面的描述表明了蕾妮现实检验的失败，就像她相信自己的嘴里真的有鸟似的。但是，正如蕾妮所解释的那样，她很容易将这

92

8 我想谈谈被动化、疏离的中心化、距离化和实体化过程之间的关系。我们应该将它们概念化为彼此之间某种因果和时间关系中的独立实体，还是将其概念化为具有更合乎逻辑的关系的单个过程的各个方面？

我们很难以一种不显现相对独立过程的方式来写作。这意味着，一个过程往往先发生，然后才产生另一个过程（例如，中心化导致实体化，或者相反）。我怀疑我在本书中有时会给人这样的印象。然而，在许多情况下，我们最好不要将这些现象看作单独的事件，而是看作只是从不同角度描述或看到的单个过程的各个方面。因此，中心化可能是体验事件的主观面相，而从客观面相的角度来看，这将被描述为一种实体化。中心化可能不会导致或带来实体化（反之亦然），因为这仅仅意味着一种偶然的关系，但事实上，这两种现象可能在逻辑上是相互依存的。

然而，在另外一些情况下，实际上可能某种现象首先发生，然后才导致其他现象的出现。例如，一个故意决定集中注意力的人可能会对她的精神对象产生某种实质性的影响。或者，一种感觉的特殊性和客观性（这些特性本身可能基于某种生理变化）可能会导致人们对自己身体的正常无意识感觉采取一种疏离中心化的态度（这反过来可能会提高感觉的实体化性质）。还有一些情况介于这两个模型之间，过程既作为方面存在，又作为实体存在。这在某种程度上难以描述或想象。后者是维特根斯坦讨论过的一种模糊概念的心理现象，它似乎介于两种范式之间，不应完全同化于任何一种范式（就像看作的情况一样，既是／也不是视觉和思维的例证）。

9 我并不是说维特根斯坦想要排除的所有哲学问题在这种精神分裂的背景下都变得有意义和适当。在这种背景下，现象学更接近笛卡尔形而上学的哲学图景。例如，如果问我是否能拥有你的经验，这仍然是毫无意义的。我的观点只是说，精神分裂症患者内心世界的现象学在某些方面类似于那些误导了许多思想家采用笛卡尔心灵哲学的诱人画面。

些类似外部的感觉与现实区分开来："我不能说我真的看到了图像，它们并不代表任何东西；相反，我只是感觉到它们。"[10] 另一名精神分裂症患者形容他的声音看起来"大约有核桃般的大小"；还有一些患者则体验到他们的思想正在变得可见，就像以各种字母或符号的形式被书写出来一样。[11] 施瑞伯的《回忆录》提供了许多类似的感觉具体化的例子。例如，当他感觉到自己身体的感觉时，这些感觉往往被实体化和对象化。他的头部疼痛似乎关涉"头骨的骨质暂时变薄和出现皱纹"，或者出现了"蝎子""微小的螃蟹或蜘蛛状结构"的存在；在他的手臂上，他感觉到"一个所谓的'大块神经'（一个樱桃般大小的果冻状物质）"；他的眼睑感觉既被拟人化了，也被实体化了，成了一个忙于用蛛网一样的细丝上下拉动他的眼睑的"小个子"（M，247，99，115，136-38）。然而，一直以来，他都体验到这些类对象只存在于心灵之眼中，因而是一种虚幻的具体性的形式。

矛盾的是，这种图像或感觉的实体化或具体化可能会让人们觉得，所讨论的体验不可能仅仅是他或她自身意识的产物。因此，施瑞伯写道："某些视觉在可塑性和摄影准确性方面超越了我健康时所体验到的一切"，并得出结论，"这不可能是我自己的神经自发引起的，而一定是射线投射到神经中的"（M，81；关于这种摄影特异性的例子，参见 M，193）。在这里，我们可以看到，凝视的态度及它对内心体验的具体化专注是如何掩盖它在经验构成中的作用，甚至加深对他心的信仰的（因为施瑞伯得出结论，一定有射线把视

10　Marguerite Sechehaye, ed., *Autobiography of a Schizophrenic Girl* (New York: New American Library, 1970), p. 42；也可参见 pp. 27, 52, 64, 88-89。

11　参见 Eugen Bleuler, *Dementia Praecox or the Group of Schizophrenias*, trans. J. Zinkin (New York: International Universities Press, 1950), pp. 97, 104. 也可参见 Laing, *Divided Self*, chap. 10。

觉投射到他的神经中）。[12]当感知行为被对象化时，这种具体化与疏离化的结合，以及内心感觉经验的实体化——一个人自己的经验并不是真正的自己的经验——就会变得尤其明显。施瑞伯写道，我感觉到一个"灵魂"，"几乎完全没有思想，只限于视觉印象，……当我在我的环境中寻找某个物体时，它开始参与搜索。也就是说，它与我的眼睛一起向外看"[13]。这个灵魂的在场"就像一团水，覆盖着我的眼球"（M，157）。在这里，似乎被具体化的不是一个经验的对象，一种内在的感觉或图像，而是一种更接近于看到自己的行为的东西，它已经变得既实体化又疏离化。

当具体化的经验主要不是来自感官或感知，而是来自大脑或智力时；当心灵之眼中所看到的是心灵本身，甚至是处于自我监控行为中的心灵时，虚幻的具体性这一现象可能会显得更加奇怪。在施瑞伯的妄想系统中表现得非常突出的神经和射线就是如此。仔细阅读《回忆录》可以发现，这些射线和神经指的是施瑞伯自己的自我意识心灵的两个部分：观察的部分——射线；被观察的部分——神经（有时施瑞伯也使用一般意义上的"神经"来指代神经和射线）。因此，射线会不断地说诸如此类的话："你现在在想什么？""你为什么不大声说出来？""你不感到羞耻吗？"因为它们盘旋在施瑞伯更自发的内心想法上，由神经携带着，经常用一种他所说的特

12　"我－感"（I-sense）的丧失并不一定是一个主要结果，它也可能是虚幻具体性的原因。因此，在表征或描绘被认为是由他人进行的情况下，描绘可能更多地具有正常外部现实的性质，而不仅仅是想象的性质。由于它不是由我自身构成的，主观化的现实可能会变得更加真实和具体。莱因在《分裂的自我》中解释道："属于'别的'自我的某一'思想'往往具有某种性质的知觉，这是因为，在感知着'别的'自我的那个自我看来，这一'思想'既不属于它，也非它幻想的产物。这就是说，别的自我是幻觉的基础。更具体地说，自我解体后，每一保存有残留的'我－感'的自我内核都可形成一个自我断片，而幻觉则是所谓'别的'自我断片的一种'宛如'知觉。"（p. 158）

13　"Ich erinnere mich noch mit einigem Humor des überaus drolligen Eindrucks, welchen es machte, wenn diese zuletzt völlig gedankenlos gewordene und nur noch auf Augeneindrücke beschränkte Seele, sobald ich irgendeinen Gegenstand in meiner Nühe suchte, gewissermassen mitsuchte, d. h. zu meinen Augen mit heraussah" (M, orig, 192).

殊的"神经语言"来表达（M，69-70，198-99）。在他心灵之眼世界的唯我论框架中，施瑞伯似乎看到了第二双心灵之眼，它本身就在思考自己的意识或想法。

在这里，我们所关注的是经验的一个方面，它可能被认为是最内在的自我，并指涉一种抽象的经验模式，与任何感官或物理主义的东西——自我意识本身的动作——都相去甚远。然而，施瑞伯能够以一种能设想到的最具体、最外在化的方式描述他自己心灵的各个部分以及这些部分之间的关系。例如，以下段落就是他对自己的思想施加于其心灵中自我监控部分的心理吸引力的描述。（事实上，在其他段落中，施瑞伯也告诉我们同样的东西。他认为，"就纯粹机械作用的自然力而言，神经对射线施加的吸引力是无法被理解的。但它是一种心理动力，射线也发现了它们所感兴趣的'吸引力'"[M，48n]。）[14] 在一有争议的段落中，施瑞伯描述了他所说的"机械固定"或"捆扎射线"。这是一种具有相当感官特异性的现象，射线看起来像一束棒，以一种特殊的锥形式被捆扎在一起，以避免在空间中被吸引到他心灵中被观察到的部分："我只能用我的心灵之眼来描述我所看到的画面：灵魂（射线）被挂在一捆杆子上（就像罗马侍从手上的束棒一样），但杆子像圆锥体一样在下面展开，而灵魂的神经则紧紧地绑在上面的点上。"（M，118）

在这里，施瑞伯的分裂意识分别以射线和神经的形式，变成了他觉知的现象场域中的对象，具有了可观察和描述的感知对象的所有特征。我认为，这与铁钦纳研究意识的不同态度——比如犹豫、动摇或抗议——时发生的情况非常相似。铁钦纳声称，通过他的控制性内省方法，人们可以发现，所有这些看似短暂和内在的态度总

14　"nicht urn eine rein mechanisch wirkende Kraft, sondem urn etwas den psychologischen Triebfedern ähnliches handelt: 'Anziehend' ist eben auch für Strahlen desjenige, was interessiert" (M, orig, 11n). 关于施瑞伯将神经和射线的妄想宇宙作为他自己思想的寓言的详细解释，参见 Louis A. Sass, "Schreber's Panopticism: Psychosis and the Modem Soul," *Social Research* 54 (1987), 101-48, 该文作为萨斯《疯狂与现代主义》的第 8 章，略有改动。

是由具体的、类外部的现象构成的。正如铁钦纳所说："所有（内省主义者）的报告都显示出相同的特征：视觉图像，无论是图像性的或符号性的；内部言语；动觉图像；机体感觉。没有任何无图像成分的迹象！"[15]

顺带一提，这种意识似乎变得可感知，但这与维特根斯坦在前一章中所述的关于经验的、先验的或唯我论自我的必要的不可见性的论点并不矛盾。正如我们所看到的，施瑞伯体验到由神经和射线象征的意识，他在远处观察着一个很大程度上是外部的存在，就像人们观察着其他人在房间里说话一样；在维特根斯坦此前引用的隐喻中，这就像看到了画中的农民一样。此外，射线和神经在被看到的那一刻都不是构成主体性的功能：施瑞伯有时甚至将它们描述为一种思想的缺乏，它们所携带或传达的句子有时会丧失所有意义，并被体验为无意义的、对象般的声音（M，168-69，234）。施瑞伯并没有意识到这些射线是他自己思想的表现，这表明了一种反射性警觉的自欺性质。在一个更基本的心灵之眼中包含了神经和射 95

---

15 Titchener, *A Textbook of Psychology*, p. 516. 铁钦纳的内省经验模式非常视觉化，尤其让人想到施瑞伯的心灵视觉世界。例如，如果我们将施瑞伯对"罗马侍从的时尚"的描述与铁钦纳在听到"对一切的无限沉思"这句话时的内省经验——这种经验占据主导地位——进行比较的话，那么铁钦纳说的是："一个蓝黑色的、稠密的、拱形的天空，在一个明显是地球表面的实心凸面上跳动，仿佛有着巨大的翅膀。因此，无限被赋予了天空的空间范围；沉思是翅膀般的运动。"（*Textbook*, pp. 517-18）

显然，内倾的、自我审视的精神分裂症患者和铁钦纳式的内省者并不完全相同。首先，科学心理学家的内省发生在制度化的背景和环境中，而精神分裂症患者的内省往往是一种生活方式。此外，精神分裂症患者的内省可能在某种程度上源自一种神经生物学的异常，因此与铁钦纳在意识形态上的，也许是气质性的内省动机相比，并不具备那种程度的意愿性。尽管如此，铁钦纳坚持他努力内省工作的具体结果这一更大、更基本的现实，这确实类似于像施瑞伯这样的精神分裂症患者的自我欺骗——他相信自己发现了一个不仅是不同的，而且是一种更深刻、更有效的宇宙观。（要想讨论精神分裂症可能的神经生物学基础，参见萨斯《疯狂与现代主义》的附录。关于精神分裂症中的意志或意向因素，参见《疯狂与现代主义》一书索引中的"行为–痛苦问题"[act-affliction issue] 条目。）

线，它们是可以从外部看到的，而感觉本身却不可见。[16]因此，意识作为构成主体性的真实本质并没有被表现出来，因为心灵之眼——当下构成的自我或意识———直是不可见的。（事实上，主体性本身的可见性并不像维特根斯坦的论点所暗示的那样不可能；但是，正如我们在某几页中看到的那样，当它真的发生时，宇宙的根基就会被动摇。）

表达的这种虚幻的具体性模式（以及似乎作为其基础的经验模式）是精神分裂传统和广泛的概念的来源之一，即精神分裂类型的经验在原始或缺陷的意义上是具体的——这一概念意味着精神分裂症患者就像婴儿或某些脑损伤患者一样，无法对更加抽象化而略逊刺激型的认知模式保持其所需的反思距离。[17]然而，这些具体化实际上似乎并不是一种缺乏，而是反思距离和自我意识的夸大：正常人只须默认或抽象地经历的心理过程和想法（如下巴的动觉，或"意义"的含义）被转化为具有独立于自身存在的实际物理对象的某些性质的现象。这就是第 2 章引用的阿尔托的一段话中所谈到的自己的思维倾向于"从内而外"或"从抽象到具体，而不是从具体到抽象"吗？

理解虚幻的具体性及其背后的具现和疏离（通常是自我疏离的过程），可能有助于解释为什么精神分裂症患者总是倾向于用物理或机械的术语来体验和表征他们的思想，例如将自己比作机器、计

---

16 尽管这种更基础的心灵之眼不是直接被感知到的，但它在准唯我论者的世界中以某种隐含的方式被体验到，因为它将体验到的所有经验内容框定为"仅仅"是一种主观性的或表征性的经验。它并不是作为一个客体化的实体——就像海德格尔所说的本体现象——而存在的。如果想要从海德格尔的角度去讨论精神分裂性妄想的相似方面，参见 Louis A. Sass, "Heidegger, Schizophrenia, and the Ontological Difference", *Philosophical Psychology* 5(1992), 109-32。

17 例见 Kurt Goldstein, "Methodological Approach to the Study of Schizophrenic Thought Disorder", in *Language and Thought in Schizophrenia*, ed. J. S. Kasanin, (New York: Norton, 1964), pp. 17-40. 也可参见 Heinz Werner, *Comparative Psychology of Mental Development* (New York: International Universities Press, 1957), p. 371, 作者在其中认为，思想的分离和物化般的存在是"从正常文明人的更高层次的退行"所产生的"具体性"。

算机、相机，或其他各种器械。[18] 这也有助于我们更好地理解这些人经常描述的自我的起伏。尽管患者确实经常使用某些物理词汇（例如，像气球一样膨胀和收缩），但这无须涉及实际的身体大小变化的体验。在许多情况下，患者可能会使用具体的意象来描述本质上的认识论振荡——从将自己的主体性体验为一种全部构成性的力量，转变为将其体验为一个仅仅被构成的实体。

精神分裂症患者阿尔托的作品《林波的脐部》（*The Umbilicus of Limbo*，1925）中的一段话是一个引人注目的例证，充分表明了物理性语言被用来描述某种本质上是精神和内在的东西。[19] 同时，这也是一段令人毛骨悚然的描述，因为它描述了许多精神分裂症患者害怕的世界灾难是如何由他们的超反思性或准唯我论引起的。

是的，空间正在产生它的整个精神填充，其中没有任何思想是清晰的，也没有任何思想补充着它的对象负荷。但渐渐地，肿块变得像一种黏糊糊的强烈恶心，一种大量的血液涌入，像植物一样，发出雷鸣般的声音。在我的心灵之眼中，那些颤抖的细根以令人眩晕的速度从风收缩的物质中分离出来。所有的空间都在颤抖，就像阴道被燃烧的天空的球体掠夺一样。像真正的鸽子的喙一样的东西刺穿了混乱的状态，所有深刻的思考在这一刻形成了层次，自行解决，变得透明和简化……整个蔬菜团又起伏了两三次，每次我的目光都转移到一个更精确的位置。黑暗变得无孔

96

---

18 从物理世界和感官体验中获得的隐喻使用很难被用来表明患者的认知缺陷或过度反思。正如哲学家们经常指出的那样，许多提及心理活动的词都是基于身体动作或感官体验的某种明确或隐含的隐喻，例如"抓住"一个想法；关于洛克对这一点的看法，参见 Hannah Arendt, *The Life of the Mind*, Vol. Ⅰ: Thinking (New York: Harcourt Brace Jovanovich, 1971), p. 31。在这里，我认为精神分裂型的疏离给了某些人采用这种表达方式的额外理由，尤其是那些具体化和机械化的表达方式。

19 因此，尽管第 2 章引用的阿尔托展示了精神分裂症的神秘抽象性，但下一段引用就完美地展示了其虚幻的具体性。

不入。霜冻变得清晰起来。[20]

　　就像阿尔托的大段书写一样（以及诸多精神分裂症患者的话语），这段话一开始可能看起来很难读懂。然而，如果我们仔细阅读，它似乎涉及作为构成意识的自我和作为经验对象的意识之间的一种认识论振荡。就像施瑞伯的神经和射线一样，阿尔托描述的在他心灵之眼中颤抖的细根象征着他自己的意识——这种意识以某种方式完成了从内部观察自己的不可能的壮举，就像主体性可以在构成它之前的世界的行为中感知自己一样。对维特根斯坦（以及叔本华）关于眼睛在其视野中或主体在其世界中是一种必要的不可见的观点来说，阿尔托的叙述是一个高度非典型却令人深感不安的反例或例外——尽管转瞬即逝，最终自我销毁。

97　　在这些叙述中，阿尔托眼角血根的虚幻 – 具体的图像所象征的难以察觉的认识或代表自我似乎流入了对象中，在那里变得可见，然后溶解，这一过程导致了一场可怕的本体论灾难（当他转移视线时，空间的植物物质随着他的意识而颤抖，随之而来的是无对象的黑暗和完全霜冻的同质图像所暗示的虚无）。这段话似乎描述了当怪怖的事情发生时会发生什么：当自我作为构成性意识的觉知对象进入自己的领域时（同时以某种方式保留其作为主体的存在）。通常被看作理所当然的觉知基础或视野被仔细审查，这就产生了明确的、外部的和具体的东西，而其本质却是隐含的和内在的。不可避免的是，这个过程破坏、溶解了往往不可见的结构，而正是这些结构支撑着

20　Antonio Artaud, *Antonin Artaud: Selected Writings*, ed. Susan Sontag (New York: Farrar, Straus, and Giroux, 1976), p. 60. 关于这种反思和虚空意识的更多学术描述，参见阿尔托 1932 年的一封信（p. 293）。

　　"真正的鸽子的喙"刺穿了"混乱的国家"，这是一个有趣的图像，尽管它很模糊。它可能是指一种关于客观现实存在——这种现实不需要为了存在而表征出来——的侵入性意识。会不会是关于这种现实的残余或内隐意识破坏了构成主体感知到现象现实的能力（从而刺穿了一团混乱的 [心灵？] 状态）？

一个稳定或有意义的经验世界的可能性。[21] 因此，在这个虚幻的具体性的终极例证中，我们看到了最严重的精神分裂性精神病的高潮，主体所害怕的世界灾难：他们不能忘记世界必须被表征，否则世界就会消失。[22]

怪怖的特殊性

我将下一种要讨论的状态称为"怪怖的"或"沉默的特殊性"。在这种状态下，精神分裂症患者倾向于认为是世界而不是意识以某种不可言喻的方式发生了变化。雅斯贝尔斯说："环境在某种程度上是不同的。感知本身是不变的，但有一些变化，以一种微妙、普遍和奇怪的不确定的光包裹着一切。"无论感知到什么，可能看起来都非常具体和有意义，但患者无法解释其中的原因，那些陌生的事件和对象看起来就像是它们自身的复制或重复。雅斯贝尔斯相当关注这种所谓的不可理解的状态，在这种状态下，"对象和事件意味着某种无法确定的东西"，一切都充满了"不信任、令人不安的怪怖的张力"：

21　关于表征的不可能性，以及试图同时将同一个存在描绘为主体和客体的破坏性后果，参见 Hubert Dreyfus and Paul Rabinow, *Michel Foucault: Beyond Structuralism and Hermeneutics* (Chicago: University of Chicago Press, 1982), pp. 25-27。

22　在我看来，世界灾难的经验（至少在许多情况下）最好被理解为发生在唯我论过程的高潮时刻。在这个过程中，世界逐渐被去现实化。在这一点上，我与弗洛伊德在对施瑞伯的研究中提出的观点相冲突，而这一观点已被大多数后来提出这个问题的精神分析学家所采用。根据弗洛伊德的说法，世界灾难的经验发生在精神病发作之初，因为它是启动精神病过程的关键发展的象征性心理表现：从外部世界撤回投注（这指的是对世界的力比多性的依恋或对世界的投注的撤回）。妄想和幻觉可能会在以后发生，因为它们是对世界的一种重新引导。然而，弗洛伊德承认，通常的症状序列与他的解释不一致：他承认，在施瑞伯和其他诸多案例中，迫害妄想实际上发生在"世界末日的幻想"之前；参见 Sigmund Freud, "Psychoanalytic Notes upon an Autobiographical Account of a Case of Paranoia (Dementia Paranoides)", in *Three Case Histories*, ed. Philip Rieff (New York: Collier Books, 1963), p. 176。弗洛伊德对这种复杂情况的解释非常具有倾向性，暗示在这种情况下（事实上，在大多数情况下），"力比多与人和物的分离……无声地发生 [也许是无意识的?]；我们无法从中得到任何情报，只能从随后的事件中推断出来"（p. 174）。对这一问题的更多讨论，参见 Sass, *Madness and Modernism*, pp. 523-24, n. 46。

一个患者注意到咖啡馆里的服务员迅速而怪怖地从他身边跳过，他注意到一个熟人的古怪行为，这使他感到奇怪；街上的一切都不一样了，一定会有什么事情发生。一个过路人如此犀利地看了一眼，他可能是个侦探。然后是一只似乎被催眠的狗，一种由橡胶制成的机械狗。有这么多人在走动，肯定有什么东西对患者不利。所有的雨伞都嘎嘎作响，好像里面藏着什么器具……

房子的招牌是弯曲的，街道看起来很可疑，一切都发生得太快了。一只狗在扒拉着门。"我特别地注意到"是这些患者经常说的话，尽管他们无法说出为什么他们会如此特别地注意到那些事情，也无法说出他们怀疑的是什么。而他们想要做的是首先让自己明白。（楷体强调为我所加）

雅斯贝尔斯将这种充满焦虑的氛围或精神状态称为"妄想氛围"或"心绪"，并补充了一个条件，即它缺乏任何正常的情感状态（与"情绪"一词的含义相反）。他淡化了妄想的糟糕现实检验的维度，转而强调情绪的面相，甚至认为，如果这种情绪存在，"一个可能在内容上是正确的妄想就不会停止成为妄想"[23]。

与虚幻的具体性不同，怪怖的特殊性主要不在于私人图像或感觉的领域，而在于从观察者和患者的角度来看，真实世界或外部世界是什么。出于这个原因，严格来说，这种经验不是一种唯我论，也不是一种妄想；人们可能会想，它与本书关注的问题有何关联。事实上，怪怖的特殊性与准唯我论有着密切联系。根据维特根斯坦的说法，他非常关注类似的视觉或精神状态，这种情绪也与僵硬、被动凝视的经验立场或态度有关。而且，正如我们将看到的，它很容易带来一种准唯我论的体验，以及各种其他类型的妄想或"所谓

---

23 Jaspers, *General Psychopathology*, pp. 98, 100, 106.

妄想"。

　　在施瑞伯的《回忆录》里，怪怖的特殊性在他对黄蜂奇迹的讨论中表现得最明显。在描述了他在花园里看到昆虫的经历后，施瑞伯认为，这些昆虫是被有目的地创造并放置在他眼前的，这是一个与常识相悖的观点："人们可能会认为，室内有苍蝇或户外有黄蜂这样的事情并没有什么特别的，而只有我的病态想象让我相信那些是与我自己有关的神圣奇迹。"（M，186）施瑞伯拥有一个在他看来是无可争议的证据，证明了这种常识性解释的不可能性："我有一些最有力和令人信服的证据，来表明这些生物不是偶然向我飞来的，而是为了我而被全新创造出来的。"[24] 他认为，如果常识性的解释是真的，也就意味着这些昆虫会以一种随意的方式向他飞来；换句话说，如果那些只是他的病态想象，那么这些昆虫会以任意的模式、偶然的序列和数量出现在他的眼前。然而，对施瑞伯来说，事实很明显并非如此；正如他所坚持的那样，"这些动物总是在特殊的场合以特殊的顺序出现在我周围；……（因此）它们不可能以前就已经存在，只是意外地被驱赶到我的周围。"（M，186）[25] 例如，当他在长椅上打盹时，一只黄蜂吓了他一跳。这并不是随机发生的事件。他告诉我们："在我短暂停留的期间，这个事件正好重复了三次。"（M，233）施瑞伯并没有解释为什么三次不可能是一个偶然发生的次数，也没有解释昆虫出现的确切时间或确切顺序。有些事情似乎对他来说是板上钉钉的。这种情绪在精神分裂症中很常见，尤其是在精神病发作之前或发作时，患者有时会聚精会神地盯着前方，宣称一切看起来都不一样，都很有意义，却无法说出是如何或以什么方式（我称之为"接受真相的凝视"

99

24　"dass es nicht mir zufällig zufliegende, sondern jeweilig urn meinetwillen neuerschaffene Wesen sind"（M, orig, 242）.

25　"Diese Tiere erscheinen bei ganz bestimmten Gclegenheiten und in ganz bestimmter Abwechslung fortwührend in meiner Nähe.... nicht als schon von früher her vorhandene, nur zufällig in meine Nähe getriebene, sondern als jeweilig neu erschaffene Wesen"（M, orig, 241）.

[Wahmehmungstarre]，这是德国精神病学所描述的一个特征，是一种僵硬或僵直的感知）。[26]

任何读过《回忆录》的人都知道，施瑞伯是多么有能力传达自己的经历，即使是最奇怪的信仰和行为，他的表达也是如此清晰和坦率。他似乎不太可能会隐瞒其对昆虫是以何种形式、具体如何出现这样的问题的详细见解。相反，施瑞伯的经历似乎再明确和完整不过了：似乎压倒他的只是关于其周遭一切的具体性或特殊性的纯粹事实，甚至是从某种意义上所说的抽象事实。我们很难知晓应当如何去解释，甚至确定施瑞伯可能的精神状态。就像精神分裂现象中经常发生的那样，我们似乎又一次把头撞到语言的极限上（正如维特根斯坦所说）。但有一点是明确的：施瑞伯对难以言喻的明确性的体验是他生活世界的一个核心特征，是无处不在的怪怖情绪基调的一个重要元素，与其无处不在的意义感和不知何故处于事物中心的感觉联系在一起。

在诸多患者身上，这种怪怖的特殊性的经验似乎构成了精神分裂症的"施耐德一级"症状的基础。这种被称作"妄想感知"的症状不涉及自我边界或意志感的极度紊乱。[27] 在该症状中，患者会突然有一种绝对不可否认的感觉，认为某个事件有着特殊的意义。但在此期间，患者并没有呈现出严重的感知变异，也没有出现感知幻觉。然而，尽管世界看起来完全正常，但它似乎也完全改变了，因为正常的感知对象现在充满了深刻的意义和绝对的确定感。例如，当患者看到一只狗举起它的爪子（他面前真的会有一只狗举起了爪子），或者注意到一辆红色皮卡停在他即将经过的桥上时，他绝对确信这

---

26 参见 Sass, *Madness and Modernism*, chap. 2. 也可参见 J. H. Plokker, *Art from the Mentally Disturbed*, trans. I. Finlay (Boston: Little, Brown, 1964), p. 56。

27 关于妄想性的感知，参见 Kurt Schneider, *Clinical Psychopathology* (New York: Grune and Stratton, 1959), pp. 104-15; Jaspers, *General Psychopathology*, pp. 99-103; Karl Koehler, "Delusional Perception and Delusional Notion Linked to a Perception," *Psychiatria Clinica*, 9(1976), 45-58; C. S. Mellor, "Delusional Perception," *British Journal of Psychiatry*, 159 supp. 14(1991), 104-7。

不是偶然发生的，没有任何意义。对患者来说，这可能是因为街上的路人有着怪怖的一面，好像他们身上有一些太精确、太"确切"的东西。路人的每个面容或举止都可能是某个事件的一个例证。有些路人甚至可能会以一种怪怖的方式，让他想起某个知名人士，仿佛他们有着完全相同的鼻子或嘴巴，或者完全相同的抓外套的方式。然而，这种感觉是无法描述的，因为实际上并不存在这样一个具体的人。这种熟悉感、"确切"感并没有任何参考性，路人只是自身的一个例证而已。

首先，患者可能会因感受到某种难以表达的意义而困扰。接着，他可能会觉得自己看到的东西中有一个符号，尽管他无法说出这个符号的含义或来源。最后，他可能会通过赋予一种特殊的妄想以意义来阐述其关于那些意义的原始感知。不难理解这样的思维走向：在这种令人信服的确定性的存在下，随机性或偶然性似乎成为最怪怖的东西。因此，对许多这样的患者来说，对事物和事件的巨大特殊性的体验表明，这些现象一定是由于某种原因或某人头脑中的某种有目的的计划而产生的，而随之产生的妄想满足了其对这种原因或目的的渴望（尽管感知现象和妄想解释之间可能并没有明显的逻辑联系）。因此，盯着狗或皮卡车看的患者可能真的会感到一种认知上的解脱，比如，狗抬起爪子意味着患者受到迫害，或者红色皮卡表明他是施洗者约翰，必须让自己饿上四十个日夜。[28]

其中的某些妄想似乎对客观或一致的现实中的物品、人物或事件进行了归因，因此它们可能几乎完全缺乏准唯我论的性质。但怪怖的特殊性也产生了诸多妄想，这些妄想往往涉及现实普遍意义的改变，或者指向（如果要解释或计算的话）作为一个整体的普遍特殊性的情绪。例如，施瑞伯从一种怪怖的确定感中得出结论，一定

[101]

---

28 例子来自 Max Hamilton, ed., *Fish's Schizophrenia*, 2d ed. (Bristol: John Wright and Sons, 1976), p. 41 (an example taken from Schneider); 以及 Mellor, "Delusional Perception", p. 105。

有某种监督意识，某种普遍的意向性，使一切都以它的方式发生，而不是其他的东西（例如，射线或上帝）。因此，这种特殊的经验带来了一种外在主观化的感受，因为它向他证明了其所说的"自发生成（无父母生成）"或"通过神圣奇迹的直接生成（创造）"——例如黄蜂奇迹——事实上的确存在，"是由于意志的神圣力量或创造的神圣力量的有目的的显现"（M，185，233）。

很明显，这种妄想依赖于或受其先前或背后的特殊经验的驱使。但是，尽管在妄想形成的过程中，以及在精神分裂世界的总体氛围和情绪基调中，这些微妙的感知变化都起着重要作用，但在精神病学文献中很少受到关注。[29] 这种忽视并不令人惊讶，因为很难描述沉默的特殊性，甚至很难在脑海中去锚定它。我们如何才能描述或理解这种经验？在这种经验中，一切看起来都如此的完全正常，但又如此的难以形容、如此的难以理解、如此的特殊。

在维特根斯坦的《蓝皮书与褐皮书》中，有一段很长的、强迫式的、乍看上去相当神秘的序列，似乎是对这种经验的哲学反思。值得在此详细分析。维特根斯坦向来关注的是对传统哲学思想和话语的批判——例如在心灵哲学中尤其普遍的本质主义倾向，他将这种批判带入了某种经验立场。

他首先谈到了一个人在进行哲学思考时的倾向，即认为，经验总是以特殊的方式发生。每当一个人从事阅读或磨练意志或识别某物等行为（例如，识别某人脸上的表情，或意识到所看到的颜色可以被识别为红色）时，就会有一种误导性的诱惑，认为一定发生了某种特殊的经验。哲学家倾向于假设一些不可描述但明确的元素，也许是某种包含"特殊氛围"的元素（BBB，167）。这是一种明确

29　对德国精神病学家保罗·马图塞克和克劳斯·康拉德作品的讨论，参见 Hamilton, *Fish's Schizophrenia*, pp. 40-44, 157-62。也可参见 Paul Matussek, "Studies in Delusional Perception", in *The Clinical Roots of the Schizophrenia Concept*, ed. John Cutting and Michael Shepherd (Cambridge: Cambridge University Press, 1987), pp. 89-103。

的元素，且部分构成了这种经验，因而构成了心理过程（如阅读、磨炼意志、识别红色）的本质，或至少是心理过程存在的必要条件。相信这种明确性和本质性经验存在的人很快就会承认，即使在原则上，它也无法用语言来定义。尽管如此，他通常坚持认为，在对这一过程的反思中，他正在关注一些相当具体的现象。如果他不能把这种本质用语言表达出来，那么他很可能就会说，这只会表明语言作为一种表达内心体验或心灵真相的手段的匮乏。尽管如此，维特根斯坦想象其读者会坚持认为，确实存在一种其所示意的明确经验，就像心灵的颔首一样。

103

维特根斯坦认为，这种思维方式背后的错误可以通过一个语言学事实——"特殊"一词的两种不同含义——来解释："使用'特殊'一词容易产生一种错觉，粗略地说，这种错觉是由这个词的双重使用产生的。"（BBB，158）根据第一种用法——他称之为可传递型，在提到一些"特殊"现象时，意味着可以通过某种方式进一步明确该现象或将其与之相比较。因此，"特殊"的现象在某种程度上被认为是示范性的。例如，说约翰脸上有一种特殊的表情，可能意味着约翰看起来很生气或很高兴，或是一种略带滑稽又暗藏伤感的神情。（尽管维特根斯坦的大多数例证都涉及外部世界的特征，如面部表情或房间里的灯光，但他的观点也适用于心理和内部的过程，如意图或识别。）

但根据第二种用法——维特根斯坦称之为不可传递型——我们也可以将某种现象称为"特殊"。在这种情况下，人们不会经历或评论任何可以被进一步明确的事情。在这种经验中（我们也可以称之为沉默的特殊性，因为它涉及的是不可描述的部分），人们注意到的只是面部表情逐渐沉下来，并给人留下了完整的印象。或者又如，就像一个人在走路的过程中的某个随机时刻抓住了自己的身体位置，然后把注意力集中在那个位置上；或者就像决定把注意力集中在房间里的灯光上（BBB，158，176）。诚然，他处在某个特殊的位置上；房间确实有一些特殊的灯光，但无论是位置还是灯光，都不一定代表它自身以外的任何东西。无论是表情、身体位置还是灯光，都不是一种比这个特殊实例化本身更普遍的象征。事实上，维特根斯坦说，把这些东西中的任何一个说成是灯光的"特殊"位置、表达或质量，都有点奇怪，就像把某种东西与自己进行比较一样。维特根斯坦总结了"特殊"的两种用法："一方面……它是对规范、描述、比较的初步使用；另一方面，它是一种强调。"（BBB，158）

然而，维特根斯坦认为，还有一种倾向是将这两种类型的经验融合在一起，就像人们可能会混淆"特殊"一词的两种不同用法一样。有一种倾向是，当一个人有第二种不可传递型的经验时，他会认为自己注意到第一种可传递型的东西。维特根斯坦描述了这个错误："当我让脸给我留下印象时，就像它的表情有了一个替身，就像替身是表情的原型，就像看到脸的表情就找到了它所对应的原型，就像在我们的脑海中有一个模子，我们看到的画面就落入了这个模子中，并与它相符。"（BBB，163）

在这样的时刻，人们进行的是维特根斯坦所说的"物体与自身的比较，……反思性比较"（BBB，160）。他在其他地方写道："这就像在想象中，我们把一个东西塑造成它自身的形状，并看到它是合适的。"（PI，§216）但这是一种幻觉："我们过去一直处于一种视觉妄想之中，由于某种反思，这种妄想使我们认为在只有一个物体的地方有两个物体。"事实上，"我们宁愿让画面进入我们的脑海，并在那里形成一个模型"（BBB，162，163）。我可能对我所观察到的一切的特殊性都有一种绝对令人信服的感觉；然而，就像一个患者陷入了对真相的凝视一样，"与此同时，我无法指向或把握这种'特殊的方式'"（BBB，167）。

正如维特根斯坦所分析的那样，这种沉默的特殊性的奇异体验是由某种非自然的、反思性的哲学立场所产生的一种特有的妄想。通过走出生命的流动，哲学家将注意力集中在世界的特征或经验之流上，而在正常的事件过程中，这些特征或部分并不会在心灵之眼中被分离、固化和框定。与活动和参与的生活世界形成对比的是，在这种状态下，一个哲学家／感知者似乎正在体验的是经验，而不是世界——沉浸在对所谓的"现象之现象"的沉思中。[30] 维特根斯坦（BBB, 165）写道："我发现，你在向自己重复一些经验，然后一次又一次地凝视它。"在他看来，仅仅是专注于体验这一事实（通常是被动和疏离状态下的体验），就会产生特殊性或二元性的深刻印象：

> 为了更清楚地看到这一点，可以思考一下另一个例子：当然，你一整天都在不断地改变身体的位置；（在写作、阅读、交谈等时）以任何这样的姿态约束自己，并用"'红色'以特殊方式出现"的方式对自己说……"我现在有一个特殊的姿态。"你会发现你可以很自然地说出这句话。但你不总是有一种特殊的姿态吗？当然，你并不是想说你当时的姿态特别引人注目。发生了什么事？当这种姿态被凝视时，你正专注于你的感觉。当你说"红色"以一种特殊的方式出现时 [当你认出一种颜色是红色时]，这正是你在做的事情……
>
> "红色"的出现方式的特殊之处在于，它是在你对它进行哲学思考时出现的，因为身体位置的特殊之处正在于你专注于对它的专注。在我们自己看来，我们似乎正处于描述这种方式的边缘，而我们并没有真正反对任何其他方式。我们在强调，而不是在比较，但

30　该段引自 Maurice Merleau-Ponty, *The Phenomenology of Perception*, trans. Colin Smith (London: Routledge and Kegan Paul, 1962), p. 63。

我们表达自己，就像这种强调实际上是对事物自身的比较，似乎有一种反思性的比较。（BBB，158-60）

一个人感到自己只是在观察自身经验的各个方面或特征，就像观察的物理对象一样，在选择观察它们之前就已经存在了；而事实上，他是如同"透过一块彩色玻璃"一样看到的经验。因此，这里有一个反思性的奇怪悖论，他没有觉察到自己对这一事实的超觉知的影响，即正是集中、脱离的观察过程才投下了这种难以言喻的明确性的奇怪色彩，产生了一种二元性的感觉，这种感觉似乎是被发现的，而不是被发明的。正如维特根斯坦所说，"通过关注、观察，你会产生 [特殊性] 的印象；你不能看这个印象。""但我并不是通过关注这种感觉来指涉这种感觉。相反，关注这种感觉意味着制造或修改它。（另一方面，观察椅子并不意味着制造或修改椅子。）"（BBB，176，174）

当这种自我生成的经验发生时，随机而又明确的世界就以一种怪怖的方式出现了。某些事物应该存在，或者某些事件应该发生，并且只能以这种方式存在或发生，没有其他方式。这突然变得令人惊讶。现在看来，发生的事件似乎奇迹般地对应于某种预先确定的、有限的、具有独立和先前存在的模式或形式，无论是作为先前存在的事件还是作为某种有目的意识中的观念。尽管人们真的只是注意到一些完全不起眼的事情——事实上，事件在任何特殊的时刻都会以某种单一的方式发生，人们一定会觉得自己在观察一系列奇迹般的重复或巧合，或者某个明确计划的精确执行。因此，这种经验可能与一种二元性的感觉联系在一起，即这种事件在某些方面是某种原型的复制品，或者与一种被动决定论联系在一起——一种万物都有其归宿的感觉。因而，人们可能很容易就去寻找意义、意图或原因，就像柏拉图的或本体论的本质一样，隐藏在他直接经验到的现象世界的背后：

> 当我们似乎在寻找一张脸所要表达的东西时，我们面临着同样奇怪的幻觉。而在现实中，我们正在把自己赋予我们面前的特征，如果对自己重复一首曲子，让它给我们留下完整的印象，我们会说"这首曲子说了些什么"，就像我必须找到它说的是什么。然而，我知道它并没有说任何我可以用文字或图片表达的话。如果我承认这一点，我只能说"它只是表达了一种音乐思想"，这只意味着"它表达了自己"。（BBB，166）

然而，维特根斯坦继续说道，"这个想法表明，我们脑海中的某个地方一定有一个范式"，一个特定的、潜在的、可指定的范式，符合这一曲调的范式。

在这些时刻所经验到的符号虽然充满了意义，却没有任何具体或可描述的意义；有人可能会称之为"符号的符号"——符号的载体，其唯一真正的参照物是最普遍的现象，即意义本身的诱人存在。这种经验的一个效果——维特根斯坦并不是这样描述的——是淡化本真的存在感，即感知事物的原始存在性，而倾向于本质感。遵循这样的思路，我们可以说，本质先于存在，这种存在表现为本体论不安和偏执生活形式的动荡现实；某种未定义但可定义的本质的意义总是从现有的东西指向别处一些难以捉摸的、隐藏的、看似更真实的意义。[31]

因此，正如我们所看到的，明确性的纯粹性质可能会让人觉得，

31　这种经验让人联想到某些类型的审美顿悟，但也有别于它们，参见本章注释43。顺便提一句，维特根斯坦笔记中的一段话表明，他不仅倾向于沉默的特殊性经验，而且认识到它可能与精神错乱的经验密切相关："在梦中，甚至在我们醒来后很长一段时间，梦中发生的话都会让我们觉得具有最大的意义。难道我们醒着的时候就不会产生同样的幻觉吗？我的印象是，现在我有时会有这种情况。精神错乱似乎经常就是这样的。"（CV，65）

一个人注意到的任何事情都可能只是偶然的。一个可能的后果是，这个人不是简单地接受事物的现状，而是痴迷于一个问题，为什么？在维特根斯坦看来，这样的人可能会陷入一种错位的、无休止的对解释或定义的渴望，而事实上，仔细的描述才是真正合适的。这是一种常见的哲学和智力的疾病，即没有意识到当一个人挖到基岩的时候，应该"转动铁锹"（在《哲学研究》的著名图像中，§217）：

你为什么要求解释？如果给了你这些解释，你将再次面临终点。这些解释并不能比你现在走得更远。

……如果我们在考虑中给予它正确的位置，那么困难的解决方案就是进行描述。如果我们专注于它，而不试图超越它。

这里的困难之处在于：停下来。（Z，58，§315，§314）

维特根斯坦认为，弗洛伊德思想是这种自我生成、自我延续的解释狂热的一个典型例子；另一个例子是哲学家坚执地追求隐藏的本质——语言或命题本质的本质，行使意志或看见红色的本质。相较之下，正如维特根斯坦的方法，一种更加真正的"治疗性"哲学，必须拒绝"推进任何类型的理论（或）任何假设"；它必须"废除所有的解释，只有描述才能取而代之"（PI，§109）。

108　　在维特根斯坦看来，哲学家徒劳质疑的特点往往源于对正常背景和流动存在的某种束缚或退出。这些东西不太可能困扰那些从事实际活动而不是陷入被动沉思的人，或者那些以日常而非哲学或形而上学的方式使用语言的人。毫不奇怪，就连维特根斯坦自己与这些问题的关系都是复杂又充满矛盾的；尽管从某种意义上说，他是一个反哲学者，一个对哲学的抽象和疏离所产生的幻觉的批评者，但他也与他所批评的哲学家有很多共同点。他不仅关心他们的问题（即使只是否认它们）；他解决或消解这些问题也是以一种退出的方式。事实上，他所采用的是一种双重退出，不仅是对市场话语的退出，也是对正常哲学对话的退出。因此，可以理解的是，维特根斯坦经常表达的"哲学问题应该完全消失"的愿望也是为了摆脱他自己的反哲学倾向。正如他在《哲学研究》中所说，"真正的发现是，当我想停止做哲学时，它能让我停止做哲学。——它能让哲学平静下来，让它不再被使问题本身成为问题的问题所折磨"（PI，§133）。然而，尽管维特根斯坦在努力反哲学，但他并没有轻松避免这种哲学上的痛苦，正如他曾经对他的朋友 M. O'C. 德鲁里（M. O'C. Drury）所说的那样："你知道我说过我可以在想要的时候停止做哲学。那是谎言！我不能。"[32]

　　我们在本章中讨论的各种感觉——怪怖的明确性、二元性和决定论的感觉，以及难以言喻的意义，在精神分裂症患者中当然是常见的现象。读者会记得雅斯贝尔斯对那些患者的描述，他们的世界充满了令人不安的意义感，他们不断地说"我特别地注意到"，却无法进一步解释自己。尤根·布鲁勒描述了一名在一种弥散的似曾相识感中呈现出二元性的患者："很长一段时间以来，我们的一名希伯来患者认为，在一切发生之前，他刚好经历了一整年。一年前的今天，一名穿着完全相同衣服的访客也在这里，说了同样的话。"另一名患者认为，他刚刚读到的故事是他自己编造的，甚至很久以前就讲给他的兄弟听过。另一名在布尔格霍尔茨利医院的患者认为自己看到的是一种第二世界，以这种方式表达了自己的特殊性和不真实感。他声称，他现在被关在俄罗斯的一个完全相同的布尔格霍尔茨利医院中，该建筑是布鲁勒在瑞士的庇护所的一个精确复制品。[33]

　　二元性的体验也可能与先定感或目的感一起发生。对患者来说，

109

32　M. O'C. Drury, "Conversations with Wittgenstein", in *Recollections of Wittgenstein*, ed. Rush Rhees, 2d ed. (Oxford: Oxford University Press, 1984), p. 219.

33　Bleuler, *Dementia Praecox*, pp. 141, 125.

一切似乎都是由其他人预测的，或者更常见的是，是由患者预测的。一名精神分裂症患者说："我似乎经历过我读过、听说过或熟记于心的所有事件。"[34] 施瑞伯有时会觉得，他认识的每个人都是出现在他早年生活中的人。我已经提到在他的世界中沉默的特殊性的一个相关表现：他被"奇迹般出现"的伪存在包围着的感觉。这些伪存在总是以明确的顺序出现，表明它们是"意志的神圣力量或创造的神圣力量的有目的的显现"（M，185）。

施瑞伯的特殊感也使他痴迷于"为什么"这样的问题，以及一种坚执的怀疑。这种倾向受到了维特根斯坦的批评。事实上，在《回忆录》中的一段引人注目的话中，施瑞伯描述了他被一种真正的解释狂热所征服。在这种狂热中，他被迫"思考了许多通常被人类忽略的事情"（M，179）——想知道为什么事情会是这样的"原因或目的"：

我认识一个叫施耐德的人。看到他，脑海中浮现出"这个人的名字叫施耐德"或"这是施耐德先生"。伴随着"但为什么"或"为什么因为"，我的神经也在回响……"为什么"这个非常奇怪的问题自动占据了我的神经。我的神经可能首先回答：嗯，这个人的名字叫施耐德，因为他的父亲也叫施耐德。但这个琐碎的回答并不能真正安抚我的神经。另一长串思维是，为什么名字在人与人之间被引入进来，在不同人、不同时间和各种环境中产生了名字的各种形式。（M，180）

施瑞伯对这种"强迫性思维"的态度——他说，这种思维"把表达因果关系或其他关系的不相关的连词（'为什么只是''为

---

34 Marguerite Sechehaye, *A New Psychotherapy in Schizophrenia* (New York: Grune and Stratton, 1956), p. 147.

什么因为''因为我……'')丢进了我的神经中"——是非常矛盾的。他在一段话中写道："我不断被迫追踪每一件事情、每一种感觉和每一种想法的因果关系，这使我对艺术、科学等领域几乎所有自然现象和人类活动的各个方面的本质有了更深入的了解。这是那些只想着日常生活的人所无法做到的。"（M，179）但施瑞伯也有一种维特根斯坦式的感觉，认为这种不断的质疑是荒谬和徒劳的。关于他自己对施耐德的猜测，他写道："在日常的人类接触中，答案可能是：'为什么！多么愚蠢的问题，这个人的名字就是施耐德。'但我的神经不能或几乎不能这样做。"（M，180）"事实上，大多数情况下，去问'为什么？'这样的问题是愚蠢的，"他写道，"例如对于诸如'这朵玫瑰有一股好闻的味道'、'这首诗有一种美丽的诗意表达'或'这是一幅壮丽的画'这样的句子。……然而，这个问题在我心中受到了声音的刺激，并促使着我思考。"（M，179）此外，施瑞伯似乎已经认识到，这种过度反思可能会导致瘫痪式的怀疑和犹豫，正如下面这段话所表明的："'再三思考'表明了或许心理学家也知道的一些事情：它经常导致一个人将自己的意志力推向相反的方向，或者至少改变最初他可能倾向于遵循的方向。反复的考虑会自动引发他对初衷的质疑。"（M，141）

因此，（正如施瑞伯逐渐认识到的那样）他似乎经常在一种幻觉的状态下工作，这与维特根斯坦在哲学家中经常批评的幻觉是一样的：假设一切都必须有原因；既然事出必有因（或者说事物背后总有某种潜在的和隐藏的本质），寻求解释总是有效和值得的。事实上，根据维特根斯坦的说法，没有任何一个答案可以让人摆脱这种坚执却徒劳的提问，因为这种提问"让大脑紧贴着一堵空白的墙，从而阻止它找到出口"。例如，人们需要证明，当怀疑影响到一切时，怀疑本身"逐渐失去意义"——因为怀疑实际上最终取决于"不

111

怀疑的行为"（OC，§56，§354）。

揭开诱惑的面纱，从而摧毁它的吸引力：这正是维特根斯坦的方法的核心，也正是他试图在对怀疑和确定性的讨论中，以及在对"特殊"一词固有的语言错觉和（密切相关的）"视觉"错觉的分析中所做的。

我们很难找到一种最纯粹的形式，来对沉默的特殊性经验进行一种令人回味的自传体描述。因为情绪既难以言喻又不够稳定，很容易滑到其他经验状态当中。那些状态似乎解释了它，或者以某种方式将它放置在某处，比如阴谋论或决定论的妄想以及似曾相识的感觉。上文提到的一名把自己比作复印机的精神分裂症患者似乎也有过这样的经历。他的（诚然相当含糊的）描述值得我们思考。他告诉我，在他疾病的发作期，他一直看着窗外的鸟，突然被万物的"至高无上"和"完美"所淹没。很明显，他并不是在对这些鸟的羽毛或生物形态的美丽发表传统的评论。相反，对他来说，它们的每一个动作都"恰到好处"——这只鸟似乎正以这种方式照亮树枝，那只鸟在某个弧线上俯冲，这不是在随机的时刻，而是在某个特殊的时刻。当我问他所说的"至高无上"和"完美"是什么意思时，他一开始不知道该说什么，但后来他相当不确定又大胆地说，他觉得这些鸟好像是"被决定的"。我进一步追问他，问它们是如何被决定的，是由谁决定的，还是由什么决定的，他只是看起来很困惑，最后回答说，一定是由"某个了解鸟类的人"决定的。

我们不能完全确定这些话的意思。然而，它们确实表明，对这个患者来说，沉默的特殊性与一种决定论的感受有关，这与一种世界不知何故被"知道"所弥漫的感觉有关。我认为，这种普遍的知道感本质上可能是他自身超反思专注的表现；这就是为什么他有这些鸟被两次看到的感觉。因此，它们似乎以一种至高无上的完美方式奇迹般地与自己的存在相吻合。根据这个解释，"了解鸟类的人"

112

似乎就是患者——他自身的外化。在看鸟的过程中，他没有感觉到一个公共的或客观的世界；相反，在某种意义上，他正在经历自身的经验，并发现这与自身的经验不谋而合。这种感受到主观化的感觉是陌生的（"了解鸟类的人"），让我想起了早些时候在讨论唯我论者自我丧失时所提出的一个准唯我论的例子。

在罗伯特·穆齐尔（Robert Musil）的中篇小说《爱的完美》（*The Perfecting of A Love*）中，女主人公讲述了她前几个晚上的一种感觉。当时她突然感到一种疏远和孤独，世界以一种新的视角出现，打破了她与丈夫的交流感：

> "你还记得吗？"女人突然说，"几天前的晚上，当你把我抱在怀里的时候——你当时意识到我们之间有什么吗？……这不是什么真实的，我真的离你很近，但它仍然像一个模糊的阴影一样存在，就像我可以离你很远，没有你我也可以存在。你知道那种感觉吗？有时一切都会突然出现两次，一个人看到周围的一切就像人们一直以来所知道的那样，它们既完整又独特，然后又一次变得苍白、眩晕、震惊，好像它们已经被其他人偷偷地用外星人的目光盯着了？我想把你抱起来，把你扭回自己的身上，然后再把你推开，把自己摔倒在地，因为这一切都有可能发生。[35]

重要的是，当一个人感到孤立、迟滞或处于被动状态时，这种体验往往就会发生。例如，患者对鸟类完美的感觉发生在半发作期，当时他大多躺在床上，或者偶尔在医院病房里蹒跚而行，像个僵尸一样。我治疗过的另一名患者，当时一切对他来说都有着怪怖般的不同。他表现出对真相的凝视，并坚持认为，如果他没有犯下错误，

113

35　Robert Musil, *Five Women*, trans. Eithne Wilkins and Ernst Kaiser (New York: Dell, 1965), p. 127.

他就永远不会"发疯"。一天晚上，在他精神病发作前的一个聚会上，他坐在沙发上看着觥筹交错，而没有加入进去。精神病发作当然比这要严重得多。然而，重要之处在于，精神分裂症患者经常报告说，只要做一些动作或与他人互动，就会使他们奇怪的感知体验消失。例如，当他们梳头或铲雪时，世界就又恢复了正常，至少在一段时间内是这样。[36]

原始主义、现代主义和怪怖

不出所料，大多数精神分析学家都将早期精神分裂症中常见的怪怖的、充满焦虑的情绪解释为认知和性心理发展早期阶段的退行表现或退行的征兆。例如，分析家玛格丽特·塞切哈耶认为，她的患者蕾妮早期的疏离感以及怪怖的确定性经验，预示着她的自我"深度退行"到"最早的进化阶段"或"胎儿水平"。精神病学家西尔瓦诺·阿列蒂（Silvano Arieti）在他关于精神分裂症的有影响力的书中表达了类似的观点。在他看来，在精神病发作之前，普遍存在的焦虑情绪是对"初级过程机制及其原始内容"重新激活的反应。这种情绪是对先前被压抑的婴儿期和幼儿期创伤记忆复活的反应，这些记忆涉及对自我价值感的可怕威胁感，以及古老思维形式的重新出现，而创伤记忆则通过这些思维形式得以展开和扩大。[37]

这种观点接近弗洛伊德对"怪怖"的解释。怪怖是一种包含沉默的特殊性的精神分裂样或精神分裂性的情绪状态的经验形式。弗

---

36 参见 Eugene Minkowski, "Findings in a Case of Schizophrenic Depression", in *Existence*, ed. Rollo May (New York: Simon and Schuster, 1958), p. 136. 也可参见曼弗雷德·布鲁勒对以下事实的讨论：某些精神分裂症患者可能会突然开始以正常和称职的方式行事，有时是在环境迫使他们摆脱旧模式，进入新形式的实践活动之时；Manfred Bleuler, *The Schizophrenic Disorders*, trans. Siegfried M. Clemens (New Haven: Yale University Press, 1978), pp. 480-81。

37 Sechehaye, *Autobiography of a Schizophrenic Girl*, pp. 123, 118. Silvana Arieti, *The Interpretation of Schizophrenia*, 2d ed. (New York: Basic, 1974), pp. 120-21.

洛伊德将怪怖定义为"一种让我们长期以来熟知的、熟识的东西重现的可怕经验"。在他看来，怪怖总是涉及对一些被压抑的早期经验的现实记忆。然而，这种记忆并没有被有这种经验的人重新认知为记忆。被唤起或重新激活的东西可能是以压抑的复合物或"非常早期的心理阶段"的原始模式或思维形式（如自我世界融合或思维全能的婴儿经验）存在的威胁性的心理内容。[38]

沉默的特殊性和婴儿期的生活世界当然都与正常的、务实的成人意识大不相同；在这种纯粹的消极意义上，它们有一些共同点——有着共同的区别。但是，如果仔细考察这些精神分裂经验的现象学，就会发现，它们在许多方面似乎与婴儿时期的状态完全相反。根据几乎所有的发展理论，包括精神分析学派的理论，婴儿和幼儿的世界充满了强烈而动态的情感卷入。即使是无生命的物体和空间本身，在很大程度上也是因它们在感知着的儿童身上激发出来的情感共鸣而被感知到的。此外，婴儿的世界还没有被其感受为一个与自我完全分离的东西，因为在主体和客体之间存在着一种半神秘的结合感。

我在这里讨论的精神分裂经验几乎完全不同：正如我们所看到的，它们不是神秘的结合和情感卷入，而是对现实的深厚脱离和对生命过程的疏离。事实上，精神分裂症的"妄想情绪"在某种意义上根本不是一种情绪：正常的情绪被特征性的焦虑和超觉知的、纯粹的认知意义感所取代。在我看来，比婴儿期更恰当的比喻是某些现代主义和后现代主义艺术家的疏离视角，他们中的许多人似乎已经记住了原超现实主义（protosurrealist）画家乔治·德·奇里科的著

114

38　Sigmund Freud, "The Uncanny", in *Studies in Parapsychology*, ed. Philip Rieff (New York: Collier Books, 1963), pp. 19-62, quotations from pp. 20, 41. 然而，弗洛伊德并没有明确关注精神分裂样或精神分裂症类型的经验本身。

名告诫"生活在一座陌生的宏大博物馆里"[39]。文学学者埃里希·卡勒（Erich Kahler）将20世纪艺术中的怪怖且神奇之处描述为表现出某种"精神分裂式"，一种"坚持的、过度强调的正确性"或"清醒的冷漠"，缺乏正常的情感共鸣，导致"器官、感受连贯的存在，以及人和物的脱节"。尽管卡勒将其称为现代主义艺术中的"新神秘主义"，但它可能更适合被描述为一种反神秘主义——不是将所有事物、自我和世界融合为一个单一的统一体，而是相反的分裂和隔阂。重要的是，卡勒应该将这些发展描述为一种进步，是"人的自我反思和心理内省的稳定成长"，以及一种同时开启自我和世界的"心理显微镜"，而不是倒退的迹象。尽管在某种意义上，这种姿态代表着意识和意志控制的胜利，但在另一种意义上恰恰相反：它像一种强迫一样发生着，"看起来自己只是这个令人无法抗拒的景象的一个工具或受害者"[40]。

超现实主义大师安德烈·布勒东（André Breton）的小说《娜嘉》（*Nadja*）赋予了这样的感受一种最清晰的表达。布勒东描述了他漫游巴黎时的情形，当时他处于一种游离的沉思状态，使自己成了一个"痛苦的见证者"。在他的注视中会浮现出典型的超现实主义体验，这种体验具有沉默的特殊性："事实可能属于纯粹的观察，但在每一种情况下都呈现出某个信号的所有外表，而我们无法准确说出是哪个信号。"尽管作者 / 主人公在《娜嘉》中并不是完全不活跃的，但从经验上讲，他在巴黎的四处走动是一种漫步的被动性。他把世

39　Marcel Jean, ed., *The Autobiography of Surrealism* (New York: Viking, 1980), p. 6（译文略有改动）。乔治·德·奇里科在日记中详细描述了他试图在名画中捕捉到的情绪状态，他所讲述的与维特根斯坦及施瑞伯所描述的沉默的特殊性的经验惊人地相似。对奇里科来说，这种经验也与某种被动的超觉知有关（当他的视力感到不适时就加剧了这种情况）。这种经验模式被许多超现实主义者所追求，因为它既是审美灵感的来源，也是他们首选的生活模式；参见 Sass, *Madness and Modernism*, chap. 2。

40　Erich Kahler, *The Tower and the Abyss: An Inquiry into the Transformation of Man* (New York: Viking, 1957), pp. 90, 159, 138, 170.

界看作一种景观，而不是一个行动或卷入的领域。[41]

为了更生动地体验"妄想情绪"的感觉，有必要思考一下这种疏离情感的最新例证，可以说它把沉默的特殊性当作中心主题：黛安·阿布斯（Diane Arbus）的摄影。阿布斯的照片几乎总是捕捉到其所展示的人的一些奇怪典型，但这种品质总是无法被精确定位：因此，她的人物从来都不是典型的，但他们就是典型。"总有两件事会发生，"阿布斯在她的笔记本上写道，"一个是认可，另一个是完全特别。"[42] 在我看来，她的照片中最微妙、最令人不安的并不是那些真正的古怪者——弱智、侏儒、巨人，而是那些相对正常的人。在这些作品中，更明显的是，陌生或独特的感觉与其说来自所展示的对象，不如说来自所采用的视角或态度，这种态度唤起了一种令人不安的不可传递的特殊性。

116

阿布斯在这方面的经典照片被复制在她著名合集的封面上。不可否认，这对深色头发的双胞胎女孩站立着，尽职尽责地盯着镜头。如果你只是看着其中的姐姐，她的脸和身体似乎足够正常。但只有过了一段时间，人们才会意识到，正是她们彼此的相似之处才是怪诞的，就像每个人的心理印象中难以言喻和超现实的典型（在其他阿布斯的照片中，很可能只有一个人物）被展现出来，站在那里，嘲笑着站在各自身边。观众的眼睛在图像之间来回移动，仿佛在寻找哪个更真实、更完美，哪个才是模仿。但是，人们越是看任意一个女孩的脸，她的脸就越可能显得难以言喻的特别，就像某种比自己更真实的东西的版本，不知何故地似乎正在暗示着什么。然而，当读者的目光转向另一个女孩时，同样的事情再次发生；现在这个

41　Andre Breton, *Nadja* (New York: Grove Press, 1960), pp. 19-20. 顺带一提，体验到沉默的特殊性的精神分裂症患者，或维特根斯坦所说的"哲学家"的被动化，并不总是涉及字面上的身体迟滞，尽管它经常发生。

42　Diane Arbus, *Diane Arbus* (Millerton, N.Y.: Aperture Monographs, with the Museum of Modern Art, 1972), p. 1.

似乎才是另一个的复制品。这种相似性总是让人觉得，这个现实，现在正在考虑的现实，既是有缺陷的，也是次生的，而真正的现实存在于他处。存在似乎在消退，仿佛被一种诱人的、永远不在场的或不可把握的意义淹没了，就像这对双胞胎女孩现实上的二元性是用其"模式和我们看到的已经落入这种模式并符合它的画面"来对象化这种怪怖的特殊性的双重视觉一样（BBB，163）。这种徒劳和无休止的转变集中体现了不可传递的特殊性——正如维特根斯坦在其对徒劳的诸多隐喻中所暗示的那样，这种体验似乎一直在指向超越自身的某个地方，而与此同时，它只是在绕回自己难以言喻的本质。[43]

---

43 阿布斯的日记条目中介绍了她主要的照片集，并对这种情绪状态进行了极好的描述；参见 ibid., pp. 1-15.
　　我并不是说，"沉默"或"不可传递的特殊性"这两个术语都适用于这里所讨论的异化的、超反思的、甚至是病态的经验。在浪漫主义和象征主义的符号观念中，也非常强调一种不可传递性，即在审美顿悟的时刻所感知的对象的审美价值和意义的内在性或自我涵容。例如，詹姆斯·乔伊斯谈到的审美形象被理解为"一件事情"，"自我约束和自我涵容在不可量度的空间或时间背景上，而不是其本身"，它的本质通过一种被困在"审美愉悦之明亮而沉默的停滞"中的心灵而被理解；*A Portrait of the Artist as a Young Man* (New York: Viking, 1965), pp. 212-13. 就像维特根斯坦、施瑞伯和阿布斯的沉默的特殊性一样，这种后浪漫主义的视觉模式也需要与行动和生活相隔绝——一种被动、孤立和疏离的沉思状态（参见 Frank Kermode, *Romantic Image* [London: Fontana, 1971], pp. 13, 18）。
　　但是，沉默的特殊性和象征主义的顿悟之间也存在着重要区别。在顿悟中，对象本质的经验似乎并不意味着隐藏而潜在的特殊含义，也不意味着对象在其他地方的更真实版本。因此，这种经验在本质上更纯粹、更不可传递；它并没有被二元性或伪可传递性所渗透，在沉默的特殊性的经验中，这种二元性或伪可传递性使可见对象看起来像是一个需要解码的密码，或者是它本身的苍白副本。因此，顿悟更多是一种优雅的状态，而不是那种诱人的二元性，那种现实总是遥不可及的令人沮丧的感觉。有人可能会说，尽管沉默的特殊性的经验看上去似乎是可传递的，但实际上不是，而顿悟似乎也确实是不可传递的。另一种解释差异的方法是，在某种情况下，本质和存在是分开的，而在另一种情况中则不是。与沉默的特殊性不同，顿悟既不涉及自由漂浮的意义，也不涉及事物的野蛮实体，而是一种丰富的存在感。在这种存在感中，快乐可以同时在世界的本质和存在中获得。
　　精神分裂经验的不可传递的特殊性与后现代主义情感的一个核心方面更为相似，即被描述为对寓言而非象征的某种偏好，或者更确切地说，对某种感知或表达模式的偏好。在这种模式中，一切都被看作（呈现为）只是存在于其他地方的东西的复制或再现。事实上，由于这种东西永远找不到，并不存在，我们可以将后现代主义的情绪或情感定性为一种伪寓言，这类似于沉默的特殊性经验的伪可传递性。有关这些审美模式的讨论，参见 Louis A. Sass, "Psychoanalysis, Romanticism, and the Nature of Aesthetic Consciousness-with Reflections on Modernism and Postmodernism", to appear in *Development and the Arts: Critical Perspectives*, ed. Margery Franklin and Bernard Kaplan (Hillsdale, N.J.: Erlbaum, in press).

一种阿波罗式的疾病

在精神分析中，妄想通常被理解为表现出两个因素中的其中一个或两个：特别强烈的、未被中性化的情绪或欲望（一种难以控制的本我），以及控制这些欲望或保持对外部现实的准确觉知和分离之能力的减弱（弱自我或弱自我边界）。无论人们把重点放在哪里，妄想的存在都可能意味着冲动或情感凌驾于意识之上，本我凌驾于自我之上。但是，正如我们所看到的，精神分裂样和精神分裂症患者的生活世界往往涉及一些截然不同的东西：不是过度依赖，而是脱离本能的活力来源；不是沉浸在感官环境中，而是脱离去现实化的外部世界；不是觉知的迟滞，而是意识和概念生活的过度增大。一位精神分析学家将精神分裂样和精神分裂症患者对内心世界和自身心理生活的关注解释为"思维过程的力比多化"[44]，在我看来，去谈论本能和身体的大脑化似乎更恰当。

因此，重要的是，许多精神分裂症患者不是将精神病的世界描述为一个黑暗的地方，而是无情又光明的地方——光明成了意识觉知的一种自然隐喻。精神分裂症患者蕾妮将疯子称为"开明的人"；对她来说，精神错乱并不是要堕落到深处或黑暗中，而是要进入"启蒙之地"，也就是"虚幻之地"。她对这片虚幻之地的描述呼应了阿布斯的照片或德·奇里科的画作清晰和超现实的精确性："一个与现实相反的国度，那里被一片无法改变的光统治着，令人目眩，没有阴影。"[45] 同样，施瑞伯在描述他的"神经疾病"时，说他的头部和身体"被射线照亮"（M，117n），射线可以被解读为他自身意识觉知的显现。同样重要的是，精神分裂类型的世界如此严密地

117

44　W. Ronald D. Fairbairn, *An Object-Relations Theory of the Personality* (New York: Basic, 1954), pp. 20-21.

45　Sechehaye, *Autobiography of a Schizophrenic Girl*, p. 33. 蕾妮的启蒙之地 / 疯狂之地也是"戒律之地"，因为她在那里失去了意志能力（p. 43）。

符合唯我论的描述——对维特根斯坦来说，虚幻主义是哲学疾病的典型例子，它倾向于高估和具体化抽象的、沉思的思想，而失去了与智慧真正源泉的联系——后者是在介入和活动的生活中才能找到的。维特根斯坦非常清楚某种心灵通过其无情的清醒而使自己发疯的潜力。与唯我论的类比表明，精神分裂症与其说是一种狄奥尼索斯式的疾病，不如说是一种阿波罗式的疾病，或者可能是一种苏格拉底式的疾病：这是一种精神对身体、情感和外部世界的倒错式的胜利。

结　论

到目前为止，本书的探讨范围仍相当局限。例如，在生物学、心理动力学和家庭系统假说提出的问题上，我甚至没有提到关于施瑞伯存在方式的起源问题；即使我的现象学阅读也只处理了他生活世界的某些形式或结构的特征。[1] 在结论处，我不会试图从各个方面全面解释施瑞伯个案，但我想将我对施瑞伯的解释与先前研究者的观点进行对比，总结我的路径对普遍理解施瑞伯的症状学的影响，并对维特根斯坦朝向哲学和生活的态度做出最后的评论。

弗洛伊德认为性，尤其是同性恋，是对施瑞伯精神病的基本解释因素。他将施瑞伯的偏执妄想看作一种妥协形成，一种双重转变，既表达又掩饰了一种植根于前俄狄浦斯期的性心理固着的潜在同性恋幻想。由于"我（作为一个男性）欲望他"对意识自我来说是一个太具威胁性的愿望，所以这个欲望先被逆转，再被投射出来。"我欲望他"变成"我恨他"，最终变成"他恨我"。后来的精神分析学家，如哈罗德·西尔斯（Harold Searles）和罗伯特·怀特（Robert White），更倾向于强调口唇期的心理性欲和对母亲的原初幻想的作用。[2] 根据这些精神分析观点，施瑞伯式的宇宙和其他类偏执系统的关键就在于本能欲望的动力。

1　关于起源问题的一些讨论，参见第 2 章的注释 45。

2　Harold Searles, "Sexual Processes in Schizophrenia", in *Collected Papers on Schizophrenia and Related Subjects* (New York: International Universities Press, 1965), pp. 429-42，尤其参见 pp. 431-33。Robert White, "The Mother-Conflict in Schreber's Psychosis", *International Journal of Psychoanalysis* 42 (1961), 55-73.

对施瑞伯个案的修正主义解读主要强调的不是性，而是权力。例如，埃利亚斯·卡内蒂在其不朽之作《群众与权力》（*Crowds and Power*）的结尾，对施瑞伯式的宇宙进行了政治化的解读，认为这些妄想是对控制他人欲望的终极表达——事实上，是对即将在德意志第三帝国弥漫的专制和极权主义幻想的私人预感。[3] 威廉·尼德兰（William Niederlan）和精神分析学家、精神病学家莫顿·沙茨曼（Morton Schatzman）提出了另一种权力化的解读，他们强调施瑞伯的父亲——19 世纪末德国的一名颇有影响力的教育家——的专制育儿方法对施瑞伯的影响。他们认为，施瑞伯的妄想是父亲压迫性和侵入性的育儿方法的持久印记，这些做法旨在根除和抑制孩子先天的自发性、任性和独立性。与卡内蒂更注重现象学的解读相比，后两名作者对生活历史的根源更感兴趣，他们强调的是被服从和控制的妄想。但对他们来说，就像卡内蒂一样，性主题，比如被变性为女性，在最深层次上表达的不是性欲，而是一种权力关系。[4]

我并不否认这些解释能够为我们提供一些有效的见解。毫无疑问，其中每一种解释都包含了某种重要的真理度量，应该包含在对施瑞伯个案的综合解读这一几乎无限的任务中。然而我认为，这些解释在有些重要方面并不完整，流于表面。[5] 在我看来，要想在施瑞

3　Elias Canetti, *Crowds and Power*, trans. Carol Stewart (New York: Continuum, 1973), 434-62.

4　Morton Schatzman, *Soul Murder: Persecution in the Family* (New York: New American Library, 1973). William Niederland, *The Schreber Case: Psychoanalytic Profile of a Paranoid Personality* (Hillsdale, N.J.: The Analytic Press/Erlbaum, 1984). 沙茨曼和尼德兰的立场并不相同，但都强调了患者成长过程中固有的权力关系。兹维·洛森在《为施瑞伯辩护：灵魂谋杀与精神病学》（Zvi Lothane, *In Defense of Schreber: Soul Murder and Psychiatry* [Hillsdale, N.J.: Analytic Press, 1992]）中对这些作家及其他作家进行了重要批判。

5　在本书中，我关注的是施瑞伯成年时期经验模式的本质，而不是童年的起源或前身。但这并不是说我会否认沙茨曼和尼德兰所讨论的那种生活历史事件的重要性。例如，我承认，施瑞伯所说的"有个人"或"上帝"与他的父亲有关，父亲始终作为一种伪装的认识论内在形象生活在施瑞伯的意识中。然而，应该注意的是，沙茨曼和尼德兰并没有极尽考察施瑞伯生活世界的现象学结构，他们更乐于关注与妄想内容相关的问题。也许正因为如此，他们没有注意到施瑞伯对权力主题的独特认识论体验。关于这一点在施瑞伯成长过程中的作用，参见第 2 章的注释 45。

伯的宇宙以及许多精神分裂症患者和精神分裂症的世界中理解性和
权力的独特含义，必须首先理解对这些人来说的一个更为根本的维
度，即知识。因为我们试图从施瑞伯的准唯我论的本质认识论主题
出发，来考察权力和性的问题。

施瑞伯的偏执妄想集中在控制和被控制的问题上，其中有着独
特的精神色彩：它们在本质上似乎与其说是政治性的，不如说是认
识论的。例如，他的那些夸大妄想并没有过于强调对他人的统治——
就像一支庞大的军队，在他的论述面前步伐一致地通过。与卡尔·格
奥尔格·毕希纳的戏剧中想象的精神分裂不同（"蚱蜢将军，召集军队；
蜘蛛勋爵，我的财政部长，我需要更多的钱"），施瑞伯的问题不
在于谁指挥着世界，而在于谁知道并构成了世界。他在发病时开始
担心的不是有人试图控制他的行为，而是有人要密谋"摧毁他的理
性"（M，211-12），即他成为意识中心的能力。上帝想通过影响他
的神经系统来"禁锢他的意志力"（M，35），并以各种方式"代表"
他来实施"灵魂谋杀"。后来，他开始担心上帝不想承认，或者可
能没有意识到，宇宙中还有其他意识中心，因此就把他当作一个无
生命的东西。事实上，他写道，上帝提出了"一个几乎可怕的要求，
要求我继续表现得像一具尸体"（M，127）。在夸大妄想发作的时刻，
施瑞伯扭转了这种认识论关系，而称自己为"几个世纪以来，应该
说是几千年以来最伟大的精神预言家"（M，88）。所有这些想象似
乎都表达了一种唯我论者的恐惧和幻想：我会成为所有人中极其独
特的意识中心，还是只是一些非意识的对象，甚至只是他人眼中的
一个虚构？

卡内蒂指出，施瑞伯对权力的幻想让人想起萨满部落的幻想，但
是更加全面。萨满只想控制夜间飞来飞去的灵魂，而施瑞伯的梦想是

灵魂应该被拉向自己并在其中灭亡。[6] 例如，他有时会听到妻子的灵魂说（更准确地说，他听到的是"被代表说"）"让我……"——他知道这些词的意思是让我"溶解在我丈夫的身体里"（M，116n）。由于施瑞伯宇宙中的灵魂代表着潜在的相互竞争的意识中心，它们在他身上的存在可以被解释为在意识的竞争中承认失败。如果这是一种权力幻想，那么它肯定是一种认识论幻想：其他意识承认他自己的愿望，即成为宇宙唯一的意识中心。因此，我们可以理解为什么施瑞伯对权力的终极幻想不是成为最强大的人，而是成为唯一活着的人。而且，正如我们所知，他有时真的觉得这种唯我论的幻想已经实现了，他周围的人只是被去除意识的"匆忙随机创作的人"，而他自己是一个神一般的意识，或者至少是通往意识构成中心的唯一感官——施瑞伯在某个段落中称之为"一个控制太阳的中心，我们的天文学对此一无所知"（M，95n）。

卡内蒂将成为唯一活着的人的幻想解释为一种欲望着完全权力的逻辑。或许如此。但是，如果是这样的话，权力幻想一定已经进入了一个与"权力"一词通常所指的截然不同的领域。在这个宇宙中，世界的独立性、事物的惯性、同竞争对手的潜在对立，以及通过行动表达权力的任何需要，都已经消失了。事实上，完全停滞构成了这种特殊的认识论和被动形式的权力的基础。为了达到这一中心地位或卓越地位而进行的斗争纯粹是心理上的——可以说是一种意识的竞争。对许多精神分裂症患者来说，看着某人或被某人看到这一事实本身就已经是一场终极的本体论斗争——这场斗争将决定着谁的思想将发挥控制和构成的主体的积极作用，谁的意志将发挥被控制和被构成的被动对象的作用。在精神分裂妄想系统的词汇中，问

6　Canetti, *Crowds and Power*, p. 441.

题在于，这个人是一个"操作者"还是一个"物件"。[7]

在施瑞伯的世界里，不只是权力具有独特的认识论色彩。我认为，即使是性——被古典弗洛伊德主义看作意义的终极基础的领域，一切参照之参照——在这种情况下也必须在意识的唯我论竞争中所固有的认识论渴望和焦虑的背景下来理解。为了理解这一点，有必要看看在施瑞伯的宇宙中，男性和女性的身份是如何与存在（身与心、主体与对象）的基本的认识论模式和本体论模式联系在一起的。

在《回忆录》中，我们可以清楚地看到，施瑞伯感受到上帝的射线，即构成世界的"操作者"，具有男性化的本质，而上帝意识所知道的"对象"则往往是女性化的。例如，施瑞伯告诉我们，"一切女性化的物件都会吸引上帝的神经"。正如人们经常指出的——最著名的是西蒙娜·德·波伏瓦在《第二性》中的论述——这是西方文化中相当标准的联想。至少从古希腊开始，自然和身体就与女性联系在一起，而文化和思想则与男性联系在一起。即使是嵌入我们语言和思想中的隐喻，也往往暗示着男性的角色是行动者和认识

7　芭芭拉·奥布莱恩在她的精神分裂症回忆录《操作者与物件》（Barbara O'Brien, *Operators and Things* [Cambridge, Mass.: Arlington, 1958]）中描述了一个被划分为两种存在形式的世界。以下的话语是伯特（Burt）内心发出的声音，它作为一个"操作者"，以一种"知道"的方式，描述了一种本质上属于认识论的权力关系：

"是的，"伯特说，"操作者在身体里移动。从表面的外观来看，操作者与物件是相同的。但是，没有任何物件能够区分彼此，而操作者却可以轻易区分它们。操作者只需要扩展和接触个人的心灵，就可以立即知道自己是在关注某个操作者还是某个物件。"

我仔细观察它们柔软、灰色、模糊的形状。"当然，我们有身体，"尼基（Nicky）说，"你现在看到的是我们正在投影的自己的照片。"

身体在哪里？

"就在附近，"尼基咧嘴笑着说，"不过，不要来找我们。在你找到我们之前，我们会把你拒之门外。"……

伯特清了清嗓子："操作者与物件之间的一个巨大区别是思维的结构和能力。操作者天生就有一种特殊的脑细胞来作为防护。有了这些细胞，操作者可以扩展和探索某个物件的心灵。他可以挖掘物件的心灵，发现那里发生了什么，甚至可以将思想灌输到物件的心灵中，以激励它。心灵的差异在能力上，而不是在性质上。像物件一样，操作者可能很愚蠢，也可能很聪明。但这一差别已经能够让操作者去统治物件了。"（p. 35）

者，女性是被行动者和被认识者。施瑞伯密切遵循这一模式，甚至以他独特的、半隐喻式的方式暗示，仅仅扮演认识对象的角色就可以将人转变为女性。因此，他写道："世界秩序中有着一种固有的倾向，根据这种倾向，一个人（'灵魂的先知'）一旦与神圣的神经（射线）产生了不可分割的联系，就必须在某些情况下被'非人化'（即变成女人）。"（M，69）

吸引注意的品质作为一种意识对象而非主体，似乎必然意味着施瑞伯的女性气质。他写道，"当射线接近时，我的胸部给人的印象是一个发育良好的女性胸部"（M，207）；但当上帝的构成意识消退时，这些女性的品质就会减少。在以下段落中，上帝的光芒和施瑞伯的身体似乎上演了一首认识论的插曲，伴侣只会成为他们在彼此接近和分离时本身的样子——男性或女性，主体或对象：

我必须补充一点，我身体上正在发育的女性特征以越来越短的间隔显示出一定的周期性。究其原因，一切女性化的物件都会吸引上帝的神经。因此，每当一个人想离开我时，就会试图让我身上明显的女性特征奇迹般地消退；其效果是，我称为"性感神经"的结构被推到表层之下，也就是说，皮肤上不再有明显的感觉，乳房变得有点平坦。但当射线在短时间后不得不再次靠近时，"性感神经（为了保留这个术语）变得更加明显，我的乳房再次膨胀。目前，这种变化发生的时间短至几分钟。（M，206）

在这些"看作"的行动中，女性的一面随着认识论角色的转变及与西方性别观念的完美协调而呈现出可预测的起伏。约翰·伯格（John Berger）总结道："男人一旦行动，女人就开始出现。男人看着女人。女人看着被人看着的自己……女性自身的测量者是男性；

被测量的女性。因此，她把自己变成了一个对象，尤其是一个视觉对象：一种景象。"[8]《回忆录》中的一段话表明，施瑞伯对女性作为凝视对象的角色有着相当明确的觉察：

> 此外，灵魂知道，看到女性裸体会刺激男性的性欲；但相反，如果看到男性裸体，女性的性欲会小得多。同时，女性裸体会平等地刺激着两性……我不知道这些现象是否普遍为人所知，是否被认为是正确的。我的观察和性感神经的行动让我毫不怀疑灵魂观念在这方面是正确的。（M，142）

无论如何，很明显，除了这些认识论关系，我们很难充分理解施瑞伯对转变为女性的深刻矛盾心理。对施瑞伯来说，转变为女性意味着在意识的竞争中失败：放弃一个人的认识论中心地位，成为被另一个人的主权觉知所定义的对象。有时，他会将这种性别转变看作一种可怕的、可耻的甚至毁灭性的东西："非人化"和"灵魂谋杀"是他的同义词。然而，很明显，他也被这种转变为对象的情形所吸引。要理解这是怎么回事，我们必须回忆唯我论的消极一面以及与心灵认同的相关形式。

我们已经看到，即使获得了绝对的认识论中心感，也不能带来完全的平静。准唯我论世界必然被一种"奇怪的不确定的光"[9]所毒害：伴随着权力感和中心感，还有焦虑、恶心和恐惧的责任感——焦虑特殊感、丧失生命感和本体脆弱感。此外，正如我们在第2章所看到的那样，自我意识受到了不可避免的悖论的折磨，被可能会夸大它的唯我论冲动所破坏。最后，从生命身体中分离出来——或将其

124

---

8 John Berger, *Ways of Seeing* (London: BBC and Penguin, 1972), p. 47.

9 Karl Jaspers, *General Psychopathology*, trans. J. Hoenig and M. W. Hamilton (Chicago: University of Chicago Press, 1963), p. 98.

转化为观念身体，不仅切断了痛苦和快乐的主要来源，而且切断了存在情感的主要来源，这也许就是快乐的真正意义。身体作为一种外在物质或观念，仅仅是精神世界中的一种虚构，很难提供太多的活力感或本体论基础。因此，在唯我论者的生活世界中发现强大的反作用力在起作用并不奇怪，它们会促使其走向作为物质而不是作为意识的存在，或者走向可能会抹杀心灵的一种专注参与形式。

维特根斯坦似乎对这两种困境都很熟悉。尽管年轻时被精神分裂和唯我论的理念所吸引——内在自我与身体，以及经验自我（即"哲学的我"，完全意识到自己独立于他人和世界。他在1916年的战时笔记中写道："历史与我有什么关系？我的世界是第一个也是唯一的世界！"[NB，82]）完全分离——但随着年龄的增长，维特根斯坦对这种分离或退却可能导致的空虚感、失活感和孤立感变得更加敏感。1931年，他哀叹自己不得不"看起来像一根受到心灵膨胀的空管子"。这种不满有时会延伸到他的整个哲学和知识生活。"智慧是灰色的，"他在1947年写道，"另一方面，生活和宗教充满了色彩"。信仰是"一种激情"，"智慧是冷酷的，在某种程度上甚至是愚蠢的"；它"只是向你隐瞒生活……就像冰冷的灰色灰烬，掩盖了炽热的余烬"（CV，11，62，56）。

在他对哲学的矛盾心理中，他不仅将哲学描述为一种"深深的不安"，还带来了"模糊的精神忧虑"和"精神痉挛"，甚至"折磨"（PI，§111，§133；L，27）。[10] 维特根斯坦援引了一个古老的困境，而施瑞伯似乎也继承了这一点：思想应该被认为是对人类境况最真实的表达，还是最深刻的否定？维特根斯坦在其后期作品中通常更接近于第二种更负面的观点——他对西方哲学传统的知识主义进行了攻击，并寻求将人类的存在植根于现实和社会生活的迫切需要中，

---

10 参见 K. T. Farm, *Wittgenstein's Conception of Philosophy* (Berkeley: University of California Press, 1969), p. 87。

有时甚至植根于人性中最具创造性和本能的部分："我想把这里的人看作动物，"他在去世前几周写道，"作为一种本能而非推理的原始生物。作为一个处于原始状态的生物……语言不是从某种推理中产生的"（OC，62）。

施瑞伯对精神生活的矛盾心理同样强烈，但表现在一个更痛苦、更字面、有时更奇怪的层面上。他为自己是"几个世纪以来最伟大的预言家"而自豪，并相信，对像他这样的人来说，没有什么比失去或未能行使理性更可怕的了（M，88，212）。[11] 如果停止思考，即便只是一刻，也会让人如同痴呆——甚至变得痴呆；失去自我觉知就是被降低到植物或尸体的水平（M，153，166，198，192-93，48-49）。"但另一方面，"施瑞伯指出，"持续的思考，智力神经不间断而不加任何喘息的活动，就像射线通过强迫性思维强加给我一样，同样与人性不相容。"他甚至将自己的强迫性思维描述为一种"精神折磨"。可以想象一下，"整个世界的射线以某种方式机械地固定在它们的问题点上，围绕着一个头部传播，一次次地试图将其撕裂并拉开"（M，123n，136）。

施瑞伯非常清楚，他几乎持续不断的精神觉知的需求与任何正常的平静感，尤其是身体的平静感之间存在着本质上的不相容性。他写道："每一次精神活动总是伴随着身体健康的显著下降。"（M，210）当指向身体时，他特有的强烈的自我审视觉知会使他开始专注于内隐的身体感觉和图像，从而带来一种身心不适感："各种痛苦的状态交替发生（即每当上帝再次撤走时），总是几乎无一例外地非常突然，并在短时间后同样规律性地消失……坐骨神经痛、小腿抽筋、瘫痪、突然饥饿……腰痛和牙痛……几乎不间断的头痛，这是其他人肯定不知道的。"（M，201）值得注意的是，这些疼痛

126

11　施瑞伯："对一个在各种方面都有如此天赋的人来说，还有什么比失去理智和成为一个低能儿更可怕的前景吗？"（M，212）"每当我的思维活动停止时，上帝就会立即认为我的精神力量已经灭绝……（痴呆症）。"（M，166）

只有在上帝撤走时才会发生，也就是说，当一种分裂的、自我监控的觉知被建立起来时才会发生。这在头痛的情况下尤其明显，施瑞伯将其描述为"撕裂和拉扯的疼痛……是由与天体有关的射线（代表心灵的自我监控部分）引起的。当灵魂的性欲（包括神经和射线的融合或近乎融合）变得非常强烈时，它就从我身边退出"（M，201）。[12] 作为回应，施瑞伯发明了一种停止他所说的"强迫性思维"并让他的自我意识的"智力神经"休眠的方法。正如刚才引用的那段话所暗示的那样，也许最重要的一点就在于其中涉及对身体愉悦的追求，而这是他与女性气质强烈联系在一起的东西。[13] 事实上，女性化的经验正是施瑞伯纾解智力困境的主要解药，是自我折磨的心灵的缓和剂。尽管它在某种程度上是一种迫害和失败的标志，但也有着疏解和安慰的效果：减轻了他强迫性思维和自我意识所带来的不安和潜在的自我破坏。

施瑞伯认为，"无论生理基础如何，女性的感官愉悦感都比男性更高，涉及全身，……尤其在乳房处"（M，205）。施瑞伯把快乐的被动体验等同于女性气质。为了感觉到自身的女性化，他只需要抚摸自己，或者更确切地说，被抚摸。因为在这些时刻，他觉得自己被认同的不是主动的（男性的）手，而是被抚摸的被动的（女

---

12 正如施瑞伯所描述的，观看射线和被观看的神经之间似乎需要保持一定程度的距离。两者之间的距离太小意味着彼此存在的差异的消解；距离太大意味着彼此互不了解或漠不关心。因此，反思性自我意识的出现有时来自施瑞伯或神经的射线的远离，例如《回忆录》第201页中的这段话；有时则来自射线的靠近，例如我几页前引用的一段话（M，206）。

13 施瑞伯用来克服"强迫性思维"的其他方法包括弹钢琴、自言自语、重复无意义的音节，以及在他所说的"咆哮奇迹"中迷失自我（M，143-44，233，176，227）。为了压过声音，消除自我意识的集中化，他有时会开始大喊大叫。这种行为通常被解释为一种丧失自我控制能力的标志，可能是退行到婴儿状态的结果。例见 I. Hermann, "Some Aspects of Psychotic Regression, a Schreber Study", *International Review of Psychoanalysis* 7 (1980)。

然而，具有讽刺意味的是，施瑞伯的咆哮实际上是出于逃脱恶化的自我意识和自制力的渴望（正如他自己所解释的那样；参见 M，227-28）。施瑞伯很清楚，这种行为在其他人看来是疯狂和荒谬的。关于"咆哮奇迹"、头痛和其他痛苦的影响，他写道："我的病情的这种快速变化给人一种疯狂的整体印象，因而我的整个生活都带有这种印记。我周围的大多数人都是疯子，他们自己也在做着各种疯狂的事情。"（M，202）

性的）肉。从某种意义上说，通过这种方式，他感受到女性的"性感神经"——他认为这些神经遍布于女性的皮肤之下：

> 正如我在神圣奇迹中反复指出的那样，就我自身而言，我主观上确信，我的身体上出现了只有在女性身体中才会出现的器官。当我用手在身体的任何部位施加轻微的压力时，我都能感觉到皮肤下的某些绳带或绳索状结构……通过对这样的结构施加压力，我可以产生一种女性感官愉悦的感觉，尤其是当我想到女性化的事情时。（M，205）[14]

127

但是，施瑞伯坚持说，"顺便说一句，我这样做不是为了感官享受，但如果我想入睡或让自己免受几乎无法忍受的疼痛的话，我就绝对必须这样做"。这种本质上属于女性的"淫乐感"与他所说的"福音感"有关。福音感是一种尚未进行超意识分裂的状态，因此充满了存在感（例如，M，111）。因此，代表着感官的女性气质对抗着知识；"福音感"对抗着"强迫性思维"的潜在焦虑；身体对抗着自我折磨的心灵。触觉上的淫乐感至少在一瞬间能够溶解施瑞伯准唯我论中被疏离的、被审视的意识，使他在不同的身体状态之间摇摆："我的身体状态很难描述。通常，在高水平的健康与各种或多或少痛苦和不愉快的状态之间会有一个非常迅速的变化。"（M，201）

然而，抚摸自己并不是施瑞伯实现女性化的唯一途径，另一种方法对他来说可能更为自然。当施瑞伯躺在床上抚摸自己时，他的思绪有时会漂移。他会发现自己在别处想象着自己：通常是站在镜子前凝视自己女性化的身体，通过想象他在现实中经常表现的情况

---

14 "Für mich is nun subjectiv gewiss, dass mein Körper ..." (M, orig, 277)

来取代实际的触感（M，181）。在镜子前的这些时刻所发生的女性化——无论是在床上想的还是在镜子前做的——都是一种女性化，而且它在本质上似乎更明确地是偶发性的：女性不是一种活生生的、动觉的身体存在，而是一种认识对象。关于他的镜子经验，施瑞伯说："我有非常好的和重要的理由来做出这种行为，无论这在其他人看来多么愚蠢甚至卑劣。"（M，300）[15] "我认为培养女性感受是我的权利，在某种意义上也是我的责任。""因此，对我来说，低水平的感受并不能被看作一种动机。"（M，207-8）这种女性化的一个可能动机是希望保持物性的稳固性，这是萨特所说的"自在存在"的本体论基础。这种女性化意味着放弃成为构成中心的愿望，转而选择一种吸引和锚定他人注意所固有的截然不同的权力形式。[16]

128

到目前为止，我一直在关注施瑞伯对镜子中女性化反映的认同感——他将自己的形象归因于上帝遥远的光芒。然而，稍加思考就清楚地表明，施瑞伯实际上同时扮演着主体和对象的角色。毕竟，除了施瑞伯自己，还有谁站在镜子前凝视自己？如果不是施瑞伯，谁是执行这一代理的"人"？我已经讨论了上帝意识的特殊身份（我是"遥远的我"[M，160n]）与施瑞伯对自己心灵的疏离体验。因此，只有在更明显的层面上，镜像体验才表达了施瑞伯被转化为（女性）对象的感觉；而在另一个更内隐的层面上，镜子前的这一刻也表达了他作为"一个人"的体验：一个男性和神一样的存在，能够进行这样一个构成性的转变。而只有当这种转变是想象出来的时候，这

---

15 精神分裂症患者全神贯注地盯着镜子看自己的情况并不罕见，尤其是在发病的早期。在法国精神病学中，这被称为"镜子迹象"；参见 Paul Abely, "Le signe du miroir dans les psychoses et plus specialement dans la demence precoce", *Annales Medico-Psychologiques* (1930), 28-36.

16 女性气质、身体经验和作为意识对象的状态之间的密切联系表现在以下段落中："'他还没有被阉割吗？'上帝的射线经常嘲笑我是一个即将被阉割的'施瑞伯小姐'；一个被经常使用并反复出现的表达是：'你将被表征为淫欲的过度。'"（M，119-20）

无论是从直接的感官愉悦还是从镜像经验来说，施瑞伯都将女性化的经验描述为一种"幸福"。他说，席勒的《欢乐颂》中的一句话表达了这种状态："即使是蠕虫（尤其是蠕虫，更准确来说）也会有淫欲，但在上帝面前，它就是一个小天使。"（M，208）]

两个层面才可能是同时真实的——他既要负责整个场景，也要负责转变，"被看作"女性发生在想象中。与触觉上的淫乐感不同，这种镜子前的女性化并没有在建立对象感的过程中否定心灵。女性化的两种形式——触觉和视觉——都有助于克服唯我世界的本体恶心感，但后者的视觉类型更接近于施瑞伯存在的常见结构：在这里，他的被动性和物性可以是认识论的，而不是感官性的，他的自我意识的内部分裂不需要被消解。

施瑞伯对作为压迫者的男性和神一样的存在的奇怪认同与联盟出现在以下富有暗示性的段落中，让我们仿佛透过黑暗的玻璃瞥见了他的世界矛盾的、介入的本质：

也许，用矛盾修辞法来说，上帝在与我的斗争中站在了我一边。也就是说，我能够将他的属性和力量作为自卫的有效武器投入战斗。（M，79n）[17]

为了扭转事实，我自己被"呈现"为一个犯下灵魂谋杀罪的人。（M，55）

施瑞伯经验的自我反思性质显然既是危险和安全的来源，也是痛苦和幸福的来源。同时扮演主体和对象的角色有时会让他感到不自然和自我毁灭，比如施瑞伯坚持说他用食物吃掉了喉咙的一部分（M，272）。但是，这也可能是狂喜的来源：

129

但是，一旦我与上帝单独相处，如果我可以这样表达自己的话，

---

17 "Oder ich habe, urn mich eines Oxymorons zu bedienen, in dem von Gott wider mich geführten Kampfe Gott selbst auf meiner Seite gehabt, d. h. bin in der Lage gewesen, seine eigenen Eigenschaften und Krüfte als eine unbedingt wirksame Schutzwaffe zu meiner Selbstverteidigung in das Feld zu fuhren" (M, orig, 61n).

我就必须不断地或至少在某些时候，努力让神圣射线给人留下女性处于感官愉悦的高度上的印象；为了实现这一点，我必须使用一切可能的手段，必须用尽我所有的智力，最重要的是我的想象力。……对我来说，这种对淫乐感的道德限制已经不复存在。事实上，在某种意义上已经恰恰相反。为了不被误解，我必须指出，当我培养自己的淫乐感的职责时，我从来没有对其他人（女性）有过任何性欲，尤其是与之发生过性行为。但我必须把自己想象成一个与自己交媾的男人和女人，或者以某种方式与自己实现某种性兴奋……但这与任何手淫或类似的想法并无关联。（M，208）

弗洛伊德认为这种双性恋的幻想在精神分裂症中并不罕见，本质上是一种力比多的和原始的幻想。他谈到一种"比自体性欲更早期的性欲"，并认为，施瑞伯的神圣射线是"力比多投注的具体表现和外部投射"[18]。当然，意义是被多元决定的，尤其是在施瑞伯这样复杂的世界里，这种经典解释很可能有一些道理。但很明显，如果我们现在还停留在这种解释水平上，将会错过一个关键层面。我认为，当施瑞伯坚持认为这些幻想"必须用尽我所有的智力，最重要的是我的想象力"时，我们必须相信他的话。这些幻想本质上不是性的，不是"纯粹的低级感官"的问题，而是表达了一种同样强烈、同样普遍的渴望——渴望成为一个认识论的核心。

镜像经验，无论是真实的还是想象的，都可以被解读为一种唯我论的自洽的终极幻想——一种对唯我论生活矛盾的超越。在这个"被看作"的时刻，认识论幻想的所有元素都聚集在一起，

18　弗洛伊德引自 Victor Tausk, "On the Origin of the 'Influencing Machine' in Schizophrenia" (1919), *Psychoanalytic Quarterly* 2 (1933), 542. 也可参见 Sigmund Freud, "Psychoanalytic Notes upon an Autobiographical Account of a Case of Paranoia (Dementia Paranoides)", in *Three Case Histories*, ed. Philip Rieff (New York: Collier Books, 1963), p. 181.

施瑞伯的存在在一切可能的方面都成了中心。然后，他感觉到"上帝的射线"，这是他自身（男性）意识的射线，作为世界的字面创造者；而女性化，一个"被看作"的问题，就将取决于这些射线。然而，当施瑞伯站在自己的镜像面前时，面对的不是那种伴随着唯我论经验而来的自我消散，而是一种自我坚定。而且与自我意识在自己的（女性）神经的抚摸淫乐中消失不同，这种有距离的镜像的女性化与其说是一种逃避，不如说是一种对大脑超反思觉知分裂自我的神圣化。因为这确实是唯我论插曲令人向往的最后阶段——那是一个不可能的时刻，当自我同时扮演主体和对象时，却没有溶解自我，或抹除主体和对象之间的距离。只有在镜子前，同时作为男人和女人，施瑞伯才能成为一个终极的、几乎不可思议的"超然的我"。

索　引

译后记

第一次接触这本书是在八年前，彼时我刚刚负笈巴黎，贪婪地面对着玲琅满目的精神食粮，在精神分析与现象学之间摇摆不定。在当时，现象学与精神分析对我而言只是两种独立的学术旨趣，试图建立两者的联结充其量也不过是出于"既要又要"的贪心且大胆的欲望，因而本书的出现对我而言无异于平地一声惊雷，居然早有人这么干了！

事实上，现象学与精神分析的关联并不鲜见，在当代思潮中甚至是一种颇为流行的先锋显学。无论是保持审慎兴趣的现象学哲学家萨特、梅洛－庞蒂，又或是直面临床问题的此在分析精神病学家宾斯万格、鲍斯，都对该论题有着著述颇丰的见解。而在当代法国学界，皮埃尔·费迪达、亚瑟·塔多西昂、居伊－菲利克斯·杜波代耶、亨利·马蒂内等学者的论著均有造诣不凡的见解，却尚未被广大国内读者熟知。

相对于以上的欧陆派学者，本书的作者萨斯与一众泛人本化的美国存在主义心理学家（如欧文·亚隆、卡伦·霍尼等）不同，他更严格地遵循一种细致的现象学研究传统，而不是借着一套风格化的人本－存在主义议题（死亡、焦虑等）去谈论普遍性的人类境况。正因如此，作为精神病学历史上著名的"疯子"施瑞伯大法官，以及作为哲学史上著名的"反哲学家"维特根斯坦，成了萨斯思索精神病学的现象学进路的"左膀右臂"。

把特殊的病理经验还原到普遍的生存境况，无疑是一种典型的现象学表达；面对妄想世界和现实世界的平行宇宙，究竟是庄周梦蝶还是蝶梦庄周，无疑是精神病主体不断遭遇到的根本问题。从这个层面来说，专事于形而上学的抽象本质，忘却脚下现实土壤的哲学家简直是最严重的精神病人，而洞察符号之空洞和虚构本质的精神病人则是最好的现象学家。正因如此，无怪乎身为哲学家的维特根斯坦要急着为自身的"哲学病"下诊断，而患有严重精神分裂性妄想的施瑞伯却深知其所经历的"黄蜂奇迹"在他人眼中并不存在。

正常与疯癫、智慧与愚蠢，本是在伦理的天平上黑白分明的两个对子。我们似乎总是在向往着正常与智慧，而拒绝疯癫与愚蠢。但吊诡的是，最伟大的智慧往往诞生于疯癫，而自诩正常的人却往往行着愚蠢之事。例如，人工智能技术的发展见证着人类理性的巅峰，但又在另一个层面上让人忘记了作为人性脉动的爱与欲。当我们都在向着更先进的文明匆忙奔赴、疯狂内卷的时候，安于山林间的农民或许才是这个世界上最自在和最知足的人。

本书的出版要感谢张涛博士、李新雨先生、邹荣编辑，是他们的鼓励和支持促成了我翻译全书的决心。另外，我还要特别感谢我在巴黎七大的硕士导师阿兰·瓦尼埃（Alain Vanier），他的宽容让我开始进入对妄想的现象学研究；以及我在巴黎西岱大学的博士导师马瑞克·沃尔夫－费迪达，她为我对现象学精神病理学总体脉络的把握提供了诸多珍贵的研究资源。翻译错漏之处，敬请方家不吝指正。

陈劲骁

2023 年 12 月 7 日于青岛

图书在版编目(CIP)数据

妄想的悖论 ：维特根斯坦、施瑞伯与精神分裂的心灵 / （美）路易斯·A. 萨斯（Louis A. Sass）著 ；陈劲骁译. --上海 ：上海人民出版社，2025. -- （拜德雅·精神分析先锋译丛 / 李新雨主编）. -- ISBN 978-7-208-19350-5

Ⅰ. R749.3

中国国家版本馆 CIP 数据核字第 2025J3H888 号

特约策划	拜德雅
责任编辑	赵　伟
特约编辑	邹　荣
封面设计	闵　仔
版式设计	史英男

拜德雅·精神分析先锋译丛

妄想的悖论：维特根斯坦、施瑞伯与精神分裂的心灵

[美]路易斯·A. 萨斯 著

陈劲骁 译

出　　版	上海人民出版社	
	（201101　上海市闵行区号景路 159 弄 C 座）	
发　　行	上海人民出版社发行中心	
印　　刷	苏州工业园区美柯乐制版印务有限责任公司	
开　　本	889×1194　1/32	
印　　张	6.5	
字　　数	160,000	
版　　次	2025 年 3 月第 1 版	
印　　次	2025 年 3 月第 1 次印刷	

ISBN 978 - 7 - 208 - 19350 - 5/B·1809

定　　价　68.00 元